DE
LA LIGNE BRUNE ABDOMINALE

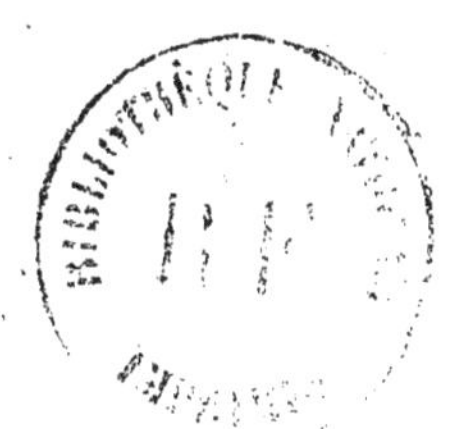

PAR

Le Dr Raoul LEHMAN

PARIS

G. STEINHEIL, ÉDITEUR

2, RUE CASIMIR-DELAVIGNE, 2

—

1901

DE

LA LIGNE BRUNE ABDOMINALE

HAVRE — IMPRIMERIE A.-G. LEMALE — HAVRE

DE

LA LIGNE BRUNE ABDOMINALE

PAR

Le Dr Raoul LEHMAN

PARIS

G. STEINHEIL, ÉDITEUR

2, RUE CASIMIR-DELAVIGNE, 2

—

1901

MESSIEURS LES PROFESSEURS LANDOUZY, GUYON
MESSIEURS LES DOCTEURS PEYROT, GUINARD, DUGUET,
GOURAUD, MORESTIN.

DE

LA LIGNE BRUNE ABDOMINALE

INTRODUCTION

On donne le nom de « ligne brune » à un dépôt de pigment qui se forme sur la ligne médiane de l'abdomen, au niveau du revêtement cutané.

L'étude de cette pigmentation n'est pas aussi aisée qu'on serait tenté de le croire. Nous l'abordons, en effet, à une époque où les auteurs contemporains et les maîtres les plus distingués la considèrent comme un signe tellement vague et inconstant qu'il n'est guère possible d'en tirer une conclusion, de quelque utilité qu'elle soit en clinique. Donc aucun renseignement à recueillir de leur part.

Du côté des malades, nous nous sommes buté à des obstacles insurmontables. C'est d'abord leur ignorance même, en ce qui concerne le début et le développement de leur ligne; c'est ensuite l'incapacité où ils sont de nous dire s'ils en ont eu une antérieurement, soit qu'ils n'aient jamais remarqué ce signe, soit que, considérant son existence comme une chose normale et sans conséquence, ils n'y aient guère prêté grande attention. De telle sorte que quand nous leur demandions : « Depuis quand avez-vous cette ligne? quelles étaient ses dimensions primitives ? son intensité a-t-elle augmenté ou diminué depuis ? » etc... nous obtenions presque toujours cette réponse : « Monsieur, je ne sais pas. »

D'autre part, lorsque nous interrogions les quelques femmes qui ont remarqué la ligne qu'elles avaient sur l'abdomen, elles ne nous donnaient que des renseignements très vagues et, le plus souvent, qu'une interprétation manifestement erronée de l'intensité et de l'étendue de cette pigmentation au cours de leurs grossesses antérieures, ainsi que de la rapidité de la régression pigmentaire après l'expulsion du fœtus.

Nous avons donc été dans l'obligation de nous rendre compte par nous-même de l'existence et de l'aspect de la ligne brune à tous les âges et dans toutes les circonstances de la vie.

Mais là encore nous attendaient des difficultés considérables : sitôt guéris, les enfants sont repris par leurs parents ; les malades quittent l'hôpital et ainsi, fréquemment, presque toujours même, nous avons perdu de vue des sujets qu'il eût été intéressant de suivre après leur guérison.

De même, à la Clinique Baudelocque, les femmes enceintes ne viennent le plus souvent consulter que dans les deux ou trois derniers mois de leur grossesse, trop souvent dans les derniers jours. Elles quittent ensuite la clinique neuf jours après leur accouchement, nous mettant par cela même dans l'impossibilité matérielle de suivre leur ligne brune dans sa régression.

En conséquence, ce que nous n'avons pu voir sur la même personne, nous avons essayé de l'observer sur un nombre considérable de sujets.

Une autre difficulté, encore aussi grave que les premières, résidait dans la façon d'apprécier exactement les modifications que peut subir la pigmentation avant, pendant et après tel ou tel état physiologique ou pathologique.

L'aquarelle nous a permis d'éluder la question. Une échelle de teintes reproduisant les multiples colorations susceptibles d'être présentées par la ligne brune, depuis les plus pâles et les plus claires jusqu'aux plus. foncées et aux plus sombres, en passant par tous les tons intermédiaires, a été divisée par des traits de façon que chaque division ainsi obtenue constituât une teinte légèrement différente de la voisine, chacune d'elles portant un numéro.

On comprend alors qu'en rapprochant notre échelle d'une ligne brune, nous avions un moyen d'apprécier la moindre modification de couleur ou d'intensité avec une précision toute mathématique, et que si, par exemple, dans un premier examen, telle ligne se confondait avec la teinte n° 27, il était possible quelque temps après de se rendre compte exactement, chez le même sujet, si par sa coïncidence avec le n° 25 ou 29, par exemple, la ligne avait ou bruni ou pâli.

Cette méthode nous est personnelle ; aussi ne donnons-nous évidemment aucun chiffre dans ce travail : notre seul but, en exposant la méthode suivant laquelle nous avons jugé des modifications de couleur et d'intensité pigmentaire de la ligne, est de donner plus de poids à nos conclusions.

Le plan de cette étude nous est fourni par l'ordre même dans lequel nous avons effectué nos recherches. Après un court historique de la question, nous étudierons donc la ligne brune :

1° Chez les filles, avant la puberté ;

2° Après la puberté, chez les nullipares ;

3° Pendant la grossesse ;

4° Après l'expulsion du fœtus ;

5° Au cours de sa régression ;

6° Dans les cas de tumeurs ;

7° Chez l'homme.

8° Nous examinerons si la pigmentation médiane peut être de quelque utilité en clinique et en médecine légale.

9° Enfin, nous verrons s'il est possible, à l'heure actuelle, d'esquisser une théorie chromogénique de la pigmentation médiane de l'abdomen.

Nous avons observé plus de mille lignes brunes, dans des circonstances aussi multiples que variées. Le nombre trop considérable de nos observations ne nous permet pas de les faire figurer toutes ici. Nous nous contentons d'en présenter le tiers environ, soit 460.

CHAPITRE PREMIER

Historique.

Bien que la pigmentation de la ligne blanche ait vraisemblablement existé de tout temps chez la femme enceinte et bien qu'elle revête parfois une intensité telle qu'elle attire particulièrement sur elle l'attention de l'observateur, il est étonnant qu'elle n'ait été l'objet d'aucune description avant le XIXe siècle. Car, si parmi les pigmentations de la grossesse, celles de la face ont été depuis longtemps décrites, seule la ligne brune abdominale semble avoir été méconnue.

C'est un rapport médico-légal rédigé le 12 novembre 1809, par un professeur de la Faculté de médecine de Paris, qui pour la première fois mentionne l'existence de la pigmentation médiane : ce rapport figure dans la thèse de Lécieux, ainsi que dans les *Considérations sur l'infanticide* du même auteur, en 1810. Il a trait au cas de la fille Nanette Tillard, accusée d'infanticide. Parmi les circonstances notées au cours de l'examen de cette femme, on lit : « Le ventre était souple ; la peau était laxe, plissée, parsemée de petites lignes rougeâtres, blanchâtres, luisantes, entre-croisées en différens sens, et qui de la région des aines et du pubis se dirigeaient principalement vers l'ombilic ; on voyait aussi une ligne brunâtre qui du pubis se portait à l'ombilic, et on reconnaissait que la ligne médiane des muscles abdominaux avait souffert une grande extension, etc... »

En 1821, Capuron, professeur à la Faculté de médecine de Paris, dans son ouvrage sur la *Médecine légale relative à l'art des accouchements*, note l'existence de cette ligne brune entre le pubis et l'ombilic, après l'accouchement. C'est le premier traité didactique qui en fait mention, mais sans aucun détail d'ailleurs.

Hohl, professeur extraordinaire à l'Université de Halle, fit paraître en 1834 un travail sur « l'exploration obstétricale » (reproduit ensuite dans la *British and Foreign medical Review* de 1836), au cours duquel il prête à la présence de la ligne brune chez la femme enceinte une signification spéciale, prétendant, d'après son intensité et sa largeur, diagnostiquer le sexe du fœtus pendant la grossesse.

Ignorant l'existence des documents qui précèdent, Montgomery signala de nouveau, en 1837, la présence de la ligne brune entre le pubis et l'ombilic comme signe de la grossesse, en faisant remarquer que ce stigmate « mesure environ un quart de pouce de largeur et se rencontre particulièrement chez les femmes aux cheveux noirs et dont la peau est fortement brunie ».

Jusqu'ici la ligne brune n'avait été observée que vaguement pendant la grossesse, et surtout après la délivrance, lorsqu'en 1842, Turner, membre du Collège royal des chirurgiens d'Angleterre, écrivit dans *the London and Edinburgh monthly journal of medical sciences* qu'il « avait observé la ligne brune dans 21 cas divers, à différentes phases du travail, après la délivrance et à différentes époques après l'accouchement ». Turner faisait savoir en outre que « la ligne s'étend du pubis à moins d'un pouce ou d'un pouce et demi de l'appendice xiphoïde (ensiform cartilage) et qu'en aucun cas il n'avait vu la ligne s'étendre seulement entre le pubis et l'ombilic, conformément à la description donnée par Lécieux ».

Pour lui, la ligne apparaît au huitième mois de la gestation, et les quelques examens qu'il a pratiqués au cours des cinquième, sixième et septième mois de la grossesse ne lui ont pas fait découvrir la moindre trace de ce signe.

Turner n'avait observé la ligne brune que chez la femme en état de puerpéralité ; aussi la considérait-il comme un indice soit de la présence d'un fœtus dans l'utérus, soit d'un accouchement récent.

Mais au mois de février 1844, Rose Cormack, médecin de l'hôpital royal d'Edimbourg, réfuta cette opinion, attendu qu'il venait d'observer la ligne brune :

1° Immédiatement après la délivrance ;

2° Après l'avortement et l'accouchement prématuré ;

3° Pendant la grossesse ;

4° Pendant la menstruation et dans d'autres états sans rapport avec la grossesse ou la délivrance ;

5° Chez l'homme.

Comparant alors les quelques lignes écrites par Montgomery sur cette pigmentation avec l'étude déjà plus approfondie qu'en présentait Turner, il jugea que, vu l'importence et les détails de sa description, Turner « ne semblait pas avoir été devancé » par Montgomery.

Cette appréciation tomba sous les yeux de celui-ci, qui écrivit, le 3 avril de la même année, une lettre au directeur du *Dublin journal of medical sciences*, afin de revendiquer la priorité dans la description de la ligne. Il profita même de cette circonstance pour étendre ses conclusions primitives, pour réfuter quelques-unes de celles de Turner et pour décrire enfin, autour de l'ombilic, une pigmentation circulaire de même ordre que la ligne brune, sous le nom d' « aréole ombilicale ».

La lettre de Montgomery provoqua une réplique de Turner dans *the London and Edinburgh monthly journal,* où il démontra que Montgomery était mal fondé dans sa revendication, attendu que, bien avant lui, l'existence de la ligne brune avait été signalée en France par Lécieux, depuis l'année 1810.

Cette courte polémique a le mérite de nous révéler l'histoire de la ligne brune, car elle fut l'occasion pour ces auteurs d'ajouter dans chacune de leurs répliques des conclusions nouvelles à celles qu'ils avaient formulées précédemment.

C'est ainsi que Turner fait connaître, en terminant une de ses communications, qu'il vient de trouver la ligne brune chez deux fillettes âgées d'environ 7 ans.

Plus tard, en 1876, Rose Cormack rédigeant ses *Clinical studies*, y consacra un chapitre spécial à la ligne brune. Celui-ci est la reproduction de l'article qu'il publia en 1844, mais annoté et augmenté d'une lettre importante que lui écrivit Turner, au mois de septembre 1875, sur le signe en question. Turner y soutient que la présence ou l'absence de la ligne brune peut être, dans certains cas, d'un secours précieux pour le diagnostic et qu'il n'est pas de maladie au cours de laquelle ce stigmate revête une intensité aussi considérable que dans l'état de puerpéralité.

Après avoir noté que ce que les dermatologistes appellent « chloasma uterinum », c'est-à-dire les pigmentations dues à un état physiologique ou pathologique des organes génitaux, peut soit disparaître, soit persister même après la ménopause, il annonce qu'il a eu l'occasion d'observer la ligne brune chez deux fillettes, l'une âgée de 5 ans, l'autre de 3 ans.

Personne, avant lui. n'avait rencontré ce stigmate chez des enfants aussi jeunes. Il est vrai que leur pigmentation coïncidait, d'après l'auteur de la lettre, avec un écoulement purulent de la vulve et une tuméfaction intense des organes génitaux externes ; et Turner, aux soins duquel les deux petites filles étaient confiées, fut frappé de voir leur guérison amener la disparition complète de la ligne brune.

Après l'année 1876, et malgré les travaux qui précèdent, cette pigmentation tomba dans l'oubli, au point que, en 1884, dans son *Cours d'obstétrique comparée suivant les différentes races humaines*, Verrier, préparateur des cours d'accouchements à la Faculté de médecine de Paris, disait à ses élèves : « Nous n'avons aucun renseignement sur la coloration de la ligne brune ventrale qui doit se confondre dans la couleur noire générale de la peau. »

De nos jours, c'est à peine si quelques ouvrages consacrent quelques mots à la pigmentation de la ligne blanche, et les Traités d'obstétrique les plus récents sont à peu près muets sur la ligne brune, qui est généralement considérée comme un signe de valeur à peu près nulle au point de vue pratique.

Dans cet aperçu rapide des travaux qui ont paru sur la ligne brune abdominale, nous avons volontairement omis les détails intéressants que nous fournissent certains d'entre eux, nous réservant de les relater et de les discuter au cours de cette étude.

CHAPITRE II

La ligne brune chez les filles, avant la puberté.

Depuis les travaux de Turner et de Cormack, en même temps que la ligne brune tombait dans l'oubli, la croyance s'accréditait chez un grand nombre d'auteurs qu'elle ne se rencontrait exclusivement que chez la femme enceinte ; au point que de nos jours certains de nos maîtres les plus distingués et les plus expérimentés ont paru s'étonner de ce que nous avions l'intention de chercher la ligne brune chez l'enfant.

Déjà cependant, Turner avait eu l'occasion de la rencontrer sur deux fillettes, « toutes deux âgées d'environ 7 ans, la première souffrant d'hépatite chronique et la seconde d'un désordre considérable de l'estomac causé par des ascarides. La ligne était faible, mais perceptiblement marquée ».

Dans sa lettre à Cormack de septembre 1874, Turner rapporte encore deux cas très intéressants de ligne chez l'enfant : « J'ai, dit-il, dans les deux dernières années, vu la ligne brune abdominale très nette chez deux sœurs, âgées l'une de 3 ans et l'autre de 5 ans. Chez l'une de ces enfants, la ligne coïncidait avec un écoulement fétide sanguino-purulent de la vulve. Les organes génitaux externes étaient enflammés et douloureux au toucher... » Une médication appropriée fut instituée... « les symptômes aigus se calmèrent bientôt en huit ou dix jours, et avec eux la ligne brune abdominale disparut. Un écoulement abondant continua pendant un mois ou six semaines, mais durant cette période, bien que je l'aie souvent examinée, je n'ai jamais vu la ligne brune abdominale. Le cas de la sœur de cette enfant était abso-

lument semblable comme symptômes, traitement et ligne brune.
Ni l'une ni l'autre de ces enfants n'avait d'écoulement vulvaire
périodique, ni aucun signe de puberté précoce. »

Voilà donc deux cas où la ligne blanche était légèrement
pigmentée. Y avait-il là une simple coïncidence ou un rapport
d'effet à cause ? Pour les deux premiers enfants, on peut en douter
jusqu'à nouvel ordre ; pour les deux autres, la disparition de la
ligne brune consécutive à la guérison indique clairement que la
ligne brune était causée par l'inflammation des organes génitaux.

Il est cependant regrettable que Turner ait négligé de dire si
l'état pathologique des organes génitaux existait déjà depuis
longtemps avant le début de la ligne, car nous verrons dans
cette étude que le temps est un facteur nécessaire à la production
de cette hyperchromie locale et qu'il n'est pas de maladie aiguë
capable de la produire en peu de jours.

Malheureusement aussi, les quatre observations qui précèdent
sont isolées et représentent les seules que Turner ait observées
chez les petites filles.

De son côté Montgomery relate, dans sa lettre de 1844, qu'il
a vu « une ligne brune nettement marquée sur une petite fille
d'environ 10 ans, qui souffrait d'une maladie du péritoine ». Et
comme cette dernière observation ainsi que les précédentes
constituent les seules dont il soit fait mention dans la littérature
médicale, il est difficile, sinon impossible, de conclure de ces
cas particuliers à la généralité et de dire si le processus d'apparition et de régression observé par Turner doit être le même
chez tous les enfants.

Quoi qu'il en soit, les quatre seuls cas qu'il avait observés
ont permis à Turner de penser que la ligne brune en ces circonstances était une rareté.

Pour nous, nos nombreuses observations de pigmentation de
la ligne blanche chez les filles avant la puberté, nous autorisent
à nous demander comment, s'occupant spécialement de la ligne
brune, Turner et Cormack ne l'ont pas plus souvent observée chez

les petites filles. Peut-être n'ont-ils pas tenu compte d'une légère pigmentation existante, et ont-ils refusé de voir une ligne brune là où nous voyons aujourd'hui un pigmentation légère, ne s'occupant que des lignes franchement marquées ou tout au moins visibles dans les vieux hôpitaux sombres et mal éclairés de l'époque.

Quant à nous, nous avons trouvé la ligne brune chez environ 30 p. 100 des petites filles de l'hôpital des Enfants-Malades. Elle est donc loin d'être une rareté.

Quel en est l'aspect et sous quelle forme se présente-t-elle chez l'enfant ?

La majeure partie de nos observations nous la montrent commençant un peu au-dessus de la symphyse pubienne et aboutissant à l'ombilic. Elle peut cependant n'apparaître que sur une partie de cette étendue, auquel cas elle est alors incomplète et commence à environ deux travers de doigt au-dessus du pubis, pour s'arrêter également à un ou deux travers de doigt au-dessous de l'ombilic ; mais le plus souvent elle aboutit au bord même de la cicatrice ombilicale.

Sa largeur est presque toujours assez sensiblement la même : de 1 à 2 millimètres. Chez les enfants plus âgées, entre 12 et 16 ans, elle peut atteindre jusqu'à 3 et même 4 millimètres.

Ceci montre que la largeur de la ligne est variable et généralement proportionnée à l'âge des sujets.

Sa couleur n'est pas franchement jaune, mais plutôt jaunâtre ; et ce jaune, loin d'être clair, est quelquefois plutôt sale et terne.

Dans certains cas, cette teinte se montre discrète et rappelle assez la coloration que l'on observe sur le cou des femmes atteintes de syphilide pigmentaire, un peu plus jaunâtre cependant. Elle est alors très pâle, à peine ébauchée, peu visible, si bien qu'elle demande à être recherchée en plein jour, avec le même soin que lorsqu'on cherche les taches rosées lenticulaires au cours de la fièvre typhoïde. La teinte en est uniforme et le pigment semble très régulièrement déposé sur toute sa longueur. Ainsi décrite, la ligne ressemble assez à un trait qu'on aurait tracé sur la peau tendue avec un pinceau fin trempé dans de la sépia très étendue d'eau.

Dans quelles circonstances trouve-t-on une telle ligne sur l'abdomen ? Y a-t-il des cas où elle se signale par un aspect particulier, une longueur et une teinte spéciales ? C'est ce que nous allons examiner.

L'âge des petites filles d'abord ne semble pas sans influence sur la fréquence de la ligne brune. Sur 217 enfants examinées à la Clinique Baudelocque, depuis leur naissance jusqu'au jour de leur sortie de la clinique, pas une n'avait de ligne brune. Il est vrai qu'elles étaient toutes bien portantes. Après le dixième jour, le tableau suivant, portant sur un total de 180 enfants, nous renseigne assez clairement à cet égard.

AGE	NOMBRE DE FILLES	LIGNES	POURCENTAGE
De 10 jours à 2 ans..	45	1	2,02 p. 100
De 2 ans à 5 ans....	20	7	35,0 p. 100
De 5 ans à 8 ans....	37	17	45,9 p. 100
De 8 ans à 11 ans....	34	17	50,0 p. 100
De 11 ans à 14 ans..	30	21	70,0 p. 100
De 14 ans à 16 ans..	14	9	71,4 p. 100

Ainsi donc, il existe une progression dans la fréquence de la ligne brune en rapport avec l'âge des enfants. On voit que jusqu'à l'âge de 2 ans, les filles ont rarement la ligne blanche pigmentée ; encore le cas mentionné ici se rapporte-t-il à une enfant de 20 mois (obs. I).

Peut-être les soins dont les enfants sont entourés dans les maternités et dans les crèches contribuent-ils à modifier dans une certaine mesure la statistique qui précède. En tout cas, nous pouvons dire que la présence de quelques lignes brunes parmi ces 45 premiers cas n'eût pas sensiblement modifié notre pourcentage à cet égard.

Les filles âgées de 2 à 5 ans donnent 35 p. 100 de ligne brune ;

Celles de 5 à 8 ans en donnent 45,9 p. 100 ;

Celles de 8 à 11 ans, 50 p. 100;

Celles de 11 à 14 ans, 70 p. 100;

Celles enfin de 14 à 16 ans, 71,4 p. 100.

Dès lors on peut dire que plus les filles approchent de l'époque de la puberté, plus elles sont susceptibles de présenter une ligne abdominale ; et, si nous voulions traduire cela sous forme de loi, nous dirions que la fréquence de la ligne brune, avant la puberté, est en raison directe de l'âge des sujets.

Comme corollaire, il semblerait que la fréquence de la ligne brune soit parallèle au développement des organes génitaux. On peut au moins se le demander. Mais il est difficile de concevoir que le seul développement de ces organes, qui exige en général une quinzaine d'années pour s'accomplir, provoque normalement une hypertrophie pigmentaire chez des enfants encore très jeunes. Qu'à l'époque de l'établissement de la menstruation, la ligne se dessine, cela pourrait à la rigueur se comprendre, si l'on songe qu'à ce moment l'organisme de la jeune fille subit une transformation et que les organes génitaux en particulier sont congestionnés.

Mais comment expliquer le même phénomène chez les enfants que nous avons citées plus haut ? Peut-on parler ici de développement de ces organes chez des filles de 2 et 3 ans ?

On est donc autorisé à conclure qu'à lui seul le développement des organes génitaux ne suffit pas pour expliquer la pigmentation de la ligne médiane des enfants.

Le teint de l'enfant joue-t-il un rôle, ou si l'on veut, la ligne est-elle plus fréquente chez les brunes que chez les blondes ?

Sur 80 filles ayant la ligne blanche pigmentée, nous avons trouvé :

<table>
<tr><td>1 rousse,</td><td>soit</td><td>1,02 p. 100</td></tr>
<tr><td>20 blondes,</td><td>—</td><td>20,5 —</td></tr>
<tr><td>23 châtains,</td><td>—</td><td>20,8 —</td></tr>
<tr><td>26 brunes,</td><td rowspan="2">} —</td><td rowspan="2">30,3 —</td></tr>
<tr><td>1 métisse,</td></tr>
</table>

Les brunes l'emportent donc sur les blondes et la fréquence
de la ligne est aussi proportionnelle au teint. Et, ce qui est
vrai pour les brunes serait *a fortiori* exagéré chez les métisses
et chez les nègres.

Cependant, n'est-il pas intéressant de constater que jusqu'à l'âge
de 7 ans environ, nous avons relevé la plus grande partie des
lignes abdominales sur des enfants blondes ou de couleur châtain !
Cela n'est-il pas la preuve que cette prédisposition que montrent
les brunes à produire une plus grande quantité de pigment,
n'entre pour rien dans l'étiologie de cette hyperchromie linéaire ?

Et cependant, il faut le reconnaître, la couleur du sujet n'est
pas sans influence sur l'intensité de la ligne. C'est ce que
montre l'observation XIV.

Il s'agit d'une enfant, née à la Martinique et âgée de 6 ans,
qui avait une bronchite simple. Ses cheveux étaient crépus et
d'un beau noir. Son teint général était couleur café au lait.
Elle avait une ligne ombilico-pubienne de couleur marron, fine,
de 1 millim. de largeur et très régulière. Elle n'avait aucune
douleur abdominale, aucun symptôme susceptible d'expliquer la
présence de cette ligne. Malheureusement c'est le seul cas de ce
genre que nous ayons observé ; nous n'avons donc pas le droit
d'en tirer de conclusions générales.

Mais il est possible que la ligne brune ici ne soit que l'exagération de ce qui serait alors pâle ou presque invisible chez les
blondes et deviendrait plus foncé et exagéré chez les brunes.
Ce n'est là qu'une hypothèse d'ailleurs fort plausible au point de
vue de la différence de production du pigment chez les brunes et
chez les blondes.

Si donc ces dernières sont susceptibles comme les brunes
d'avoir le raphé médian pigmenté, c'est que le teint général du
sujet n'entre pour rien dans l'étiologie de la pigmentation
médiane, qu'il peut seulement rendre plus ou moins apparente
et plus ou moins foncée, lorsqu'elle existe dans les cas que
nous allons maintenant passer en revue.

La plus jeune enfant sur laquelle nous avons rencontré la ligne abdominale était une fille âgée de 20 mois, châtain foncé, qui, nourrie au biberon par sa mère, venait d'avoir la diarrhée verte (obs. I). Guérie depuis quelques jours de cette diarrhée, cette enfant est aujourd'hui constipée et ne peut donner de garde-robe sans lavement. Sur l'abdomen, il existe une ligne jaunes ale, pâle, imperceptible, très fine, ayant à peine 0,001 millim. de largeur et semblant comme transparente et blafarde.

Voici une autre observation : c'est celle d'une petite fille très blonde, âgée de 2 ans. Elle présente entre le pubis et l'ombilic une ligne de même apparence que la précédente, jaunâtre, extrêmement pâle et très fine. Ici encore cette ligne coïncide avec une constipation opiniâtre (obs. II).

Nous pourrions citer d'autres observations analogues, et l'on verrait toujours que la ligne brune se présente le plus souvent avec ce même aspect jaune pâle, tantôt imperceptible, tantôt plus nettement marquée, suivant les cas et suivant les sujets, lorsqu'il existe un état spécial de l'intestin, comme la constipation par exemple ; aussi n'insisterons-nous pas davantage sur cette catégorie de malades.

A côté de ces cas, il en est où la ligne est plus vigoureuse, plus accentuée qu'à l'ordinaire, rappelant alors par sa coloration celle qu'on observe chez les femmes enceintes dans la première moitié de la grossesse.

Nous ne parlerons pas de l'observation XIV, sur laquelle nous nous sommes suffisamment expliqué plus haut à propos des brunes.

Voici les cas où la ligne était plus accentuée et plus remarquable :

1° Un carreau ou tuberculose des ganglions mésentériques, chez une fille de 7 ans, châtain (obs. XXIII) ;

2° Une néphrite chronique, chez une fille brune âgée de 8 ans, qui depuis plusieur sannées est très constipée (obs. XXIX) ;

3º Un mal de Pott, chez une fille blonde de 9 ans et demi (obs. XXXVI);

4º Une pneumonie, chez une fille brune de 10 ans. Cette enfant était entrée à l'hôpital avec de violentes douleurs abdominales (obs. XXXIX);

5º Un embarras gastrique fébrile, chez une fille brune de 11 ans et demi, qui depuis plusieurs années est constipée au point de ne pouvoir aller à la selle sans lavement (obs. XLVI). Cette enfant a également l'abdomen pigmenté et comme recouvert d'un hâle ;

6º Un purpura avec endocardite, chez une fille brune de 11 ans, qui dans le cours de sa maladie a eu une hémorrhagie intestinale (obs. XLVIII);

7º Une bacillose pleuro-péritonéale, chez une fille de 12 ans, blonde, malade depuis trois ou quatre mois environ. La ligne de cette enfant est jaune roussâtre, irrégulière et effacée par places ; large vers le pubis, fine, à 3 doigts au-dessous de l'ombilic. A noter que dans ce cas la peau abdominale desquame par petits lambeaux et que, malgré cette desquamation qui favorise vraisemblablement l'élimination du pigment, celui-ci est encore assez marqué par places, au moment de l'examen (obs. LIII);

8º Deux cas de fièvre typhoïde, l'un chez une petite fille, châtain, de 5 ans (obs. VII); l'autre chez une fillette de 13 ans, brune (obs. LX);

9º Une coxalgie, chez une fille blonde de 13 ans (obs. LXIV);

10º Un cas de chlorose, chez une fille blonde de 14 ans et demi, toujours constipée (obs. LXVII);

11º Une luxation congénitale de la hanche, chez une fille blonde de 14 ans, qui présente au front des taches de rousseur. Cette enfant a les seins en formation, et les aisselles et le pubis déjà garnis de poils (obs. LXX);

12º Une fille blonde âgée de 13 ans, bien portante et chez laquelle il nous a été impossible de découvrir un état pathologique expliquant l'intensité de la ligne. Mais, comme la précédente, cette petite fille avait le pubis et les aisselles garnis de poils (obs. LXIV) ;

13° Plusieurs cas de jeunes filles de 14 à 15 ans, analogues au précédent.

Il ressort de cette liste que les blondes elles-mêmes peuvent présenter une intensité spéciale de leur pigmentation ; mais il est d'autres remarques plus importantes à faire, à notre avis :

Qui ne voit, en effet, que certains de ces cas ont beaucoup d'analogie les uns avec les autres ? carreau, mal de Pott, bacillose pleuro-péritonéale, coxalgie, etc... sont autant de localisations variées de la tuberculose. Or, cette pigmentation n'a rien qui doive surprendre chez des tuberculeux.

On sait que ces malades ont souvent une pigmentation soit limitée à la face et constituant alors un véritable masque, analogue à celui des femmes enceintes, soit recouvrant le corps tout entier d'une teinte générale enfumée ou plombée, qui fait penser à la maladie bronzée d'Addison, et d'une manière plus générale à ce qu'on a appelé le chloasma des cachectiques.

Dans sa thèse inaugurale de 1869, Jeannin a fait une étude intéressante de ces pigmentations cutanées dans la phtisie pulmonaire, et sa troisième observation ayant pour notre sujet quelque intérêt, nous en reparlerons au chapitre des nullipares après la puberté.

En 1879, Guéneau de Mussy, reprenant l'étude de la pigmentation chez les bacillaires, considère celle-ci comme un signe de l'envahissement des organes abdominaux par le processus tuberculeux, sans jamais parler d'ailleurs de la ligne brune. Au sujet des tachés de la face : « J'ai, dit-il, observé cette pigmentation anormale chez plusieurs malades, qui jusqu'à leur mort n'ont présenté ni coliques, ni diarrhée, ni aucun autre symptôme d'une lésion tuberculeuse des organes digestifs ; et l'autopsie, néanmoins, m'a fait constater des ulcérations tuberculeuses de l'intestin et des infiltrations tuberculeuses des ganglions mésentériques. J'avais, pendant la vie, annoncé la probabilité de ces lésions en me fondant uniquement sur le signe dont il est ici question. »

Ce que Guéneau de Mussy disait de la pigmentation de la face, peut-être pourra-t-on l'affirmer un jour de la ligne brune des tuberculeux, lorsque les observations touchant ce stigmate auront été suivies d'autopsie.

En attendant, si la peau des tuberculeux peut se pigmenter en des points spéciaux comme le front, le nez, les yeux par exemple, nous avons remarqué que le même processus pigmentaire se produit souvent aussi sur la ligne médiane abdominale des bacillaires.

Quant aux autres observations citées plus haut, elles indiquent que la constipation, les ulcérations des plaques de Peyer dans la fièvre typhoïde et l'inflammation intestinale en général peuvent également donner un coup de fouet à la pigmentation de la ligne blanche. La constipation surtout semble agir plus que toute autre cause ; il s'agit alors d'une irritation prolongée de la muqueuse intestinale, provoquée par la stagnation des matières sèches et dures formant scybales, qui ne sont rendues que difficilement et à de longs intervalles. Dans certains cas enfin, on ne relève qu'une lésion du péritoine.

Quant aux observations se rapportant aux petites filles de 14 à 16 ans, chez lesquelles aucun état pathologique ne coïncidait avec la vigueur particulière de la ligne brune, il est permis de penser que la présence des poils sur le pubis et dans les aisselles, la formation des seins, l'âge des enfants, tout annonce l'approche du jour où la menstruation doit s'établir chez elles. Il n'est donc pas impossible que, selon ce que nous disions plus haut, leurs organes pelviens soient plus ou moins hyperhémiés et que cette hyperhémie soit suffisante pour justifier la coloration foncée du pigment que nous avons constatée. Il est fort probable qu'il en est ainsi et que, dans ces cas, la vigueur de la ligne brune soit.

un signe précurseur de la première hémorrhagie cataméniale.

La ligne brune qui généralement est assez bien délimitée et dont les bords sont relativement nets et francs, se trouve parfois large et très diffuse. Nous avons observé ce fait :

1° Au cours d'une diarrhée persistante, chez une enfant de 8 ans, châtain foncé, qui avait aussi une insuffisance mitrale (obs. XXVIII);

2° Chez l'enfant qui fait l'objet de l'observation XXIX, atteinte de néphrite chronique avec constipation opiniâtre;

3° Dans un cas de tuberculose pleuro-péritonéale, chez une petite fille de 9 ans, blonde (obs. XXXV);

4° Dans le cas de purpura avec endocardite, déjà cité (obs. XLVIII).

Ainsi le pigment s'est déposé non seulement sur la ligne médiane, mais encore sur ses bords d'une façon dégradée, de telle sorte qu'il est impossible de délimiter exactement les parties de la peau qui sont teintées de celles qui ne le sont pas, et d'assigner une largeur à la pigmentation linéaire. On comprend qu'ainsi la ligne est bordée par une pénombre très pâle qui la fait paraître sensiblement plus large.

Au cours de nos investigations, nous avons rencontré des enfants qui avaient soit de la diarrhée, soit de la constipation passagères, et cependant aucune d'elles n'avait de ligne brune.

Il en est de même de presque toutes celles qui souffrent d'appendicite où certes la douleur est des plus violentes et la phlegmasie considérable. C'est que dans ces cas les phénomènes n'ont pas de durée suffisamment prolongée. Dans l'appendicite en particulier, ou bien les crises sont trop courtes et trop espacées, ou bien elles se répètent fréquemment, et la chirurgie intervient alors pour supprimer la cause du mal.

Ceci démontre qu'un certain laps de temps est nécessaire pour que la ligne devienne visible. Une lésion, si grave qu'elle soit, ne provoque jamais la pigmentation de la ligne blanche, si elle est passagère et de courte durée ; mais au contraire une phlegmasie intestinale, relativement faible même, mais longtemps prolongée, sera suffisante pour que la pigmentation se dessine entre le pubis et l'ombilic.

Voilà pourquoi deux enfants de même teint, souffrant toutes deux de la même affection intestinale, par exemple, différeront l'une de l'autre : celle dont la lésion est ancienne, ayant la ligne blanche pigmentée ; l'autre, dont la maladie est récente, n'ayant aucune trace de pigment.

Au-dessus de la ligne ombilico-pubienne, il existe un autre stigmate de même ordre ; nous voulons parler de la pigmentation péri-ombilicale. Cette pigmentation circulaire a été observée pour la première fois par Montgomery en 1844, mais comme il le dit dans sa lettre au directeur du *Dublin Journal of medical Sciences*, il ne l'a jamais observée « que chez les femmes enceintes ». Personne avant nous ne paraît donc l'avoir observée chez l'enfant.

Comme chez la femme enceinte, l'aréole ombilicale se présente ici sous la forme d'une pigmentation environnant totalement l'ombilic. Elle s'étend généralement à un demi-centimètre de rayon. Sa coloration est la même que celle de la ligne sous-jacente. C'est dire que loin d'être très brune, elle est seulement jaunâtre et très pâle.

Nous ne l'avons observée que 5 fois seulement chez les filles, avant la puberté :

1° Chez une fille de 7 ans, châtain, bien portante (obs. XXIV) ;

2° Chez une fille de 7 ans, brune, atteinte de mal de Pott (obs. XXV) ;

3° Chez une fille de 12 ans qui avait une tumeur blanche du genou (obs. LIX) ;

4° Dans 2 cas de fièvre typhoïde (obs. LXI et LX).

Ordinairement cette aréole semble n'être que le prolongement de la ligne brune, celle-ci se divisant en deux branches égales en largeur et en intensité pour englober totalement la cicatrice ombilicale.

Une fois cependant cette pigmentation circulaire existait seule et à l'exclusion de la ligne brune abdominale sous-jacente. Il s'agissait d'une fillette de 12 ans, en convalescence de fièvre typhoïde et dont l'abdomen ne présentait aucune trace de pigmentation entre le pubis et l'ombilic. Les replis de la cicatrice ombilicale, qui était complètement aplatie et repoussée en dehors, étaient entourés d'une aréole très foncée d'environ un demi-centimètre de rayon.

Quoi qu'il en soit, l'aréole ombilicale semble un mode de pigmentation obéissant aux mêmes influences que la ligne brune. Mais pourquoi le pigment se dépose-t-il seulement autour de l'ombilic et non en même temps sur la ligne médiane ? Cette observation unique chez l'enfant ne nous permet pas de le dire.

Un autre cas non moins intéressant nous est fourni par l'observation XXIX.

Comme nous l'avons dit, cette enfant, brune, âgée de 8 ans, était atteinte de néphrite chronique ; de plus, elle avait depuis quelques années une constipation opiniâtre. On voyait entre l'ombilic et le pubis une ligne assez visible, jaune roussâtre, irrégulière et très diffuse. Pas d'aréole ombilicale. Mais à l'épigastre, il existait sur la ligne médiane un trait d'une finesse extrême, mesurant à peine 1 millim. de largeur, très pâle, de même ton que la ligne sous-ombilicale et se perdant à trois travers de doigt au-dessus de l'ombilic. Il n'est nullement fait mention d'un fait semblable en dehors de la gestation, dans la littérature médicale.

Comme chez cette enfant la constipation persistait depuis longtemps déjà, ce que nous savons de la ligne brune sus-ombilicale chez les femmes parvenues au terme de leur grossesse, nous indique que la ligne sus-ombilicale n'existait ici que parce que la lésion persistait depuis un temps particulièrement très long. La ligne sus-ombilicale n'est qu'un degré de développement plus considérable de la ligne ombilico-pubienne.

La ligne brune se comporte-t-elle toujours de la même façon

chez tous les malades, quels qu'ils soient ? Y en a-t-il qui font exception aux autres ?

Les malades de la Salpêtrière nous paraissent constituer une catégorie à part.

En effet, sur 75 épileptiques idiotes, combien de fois avons-nous trouvé la ligne brune ? 25 fois, soit dans 30,2 p. 100 des cas. Ce chiffre se rapproche donc beaucoup de celui que nous avons trouvé chez les autres malades et qui était 30,9 p. 100.

A part les filles idiotes jusqu'à l'âge de 6 ans, chez lesquelles nous n'avons pas trouvé de ligne brune, la fréquence de cette dernière nous est donnée par le tableau suivant :

AGE	NOMBRE D'ENFANTS	LIGNES	POURCENTAGE
De 3 à 6 ans.....	8	0	0,0 p. 100
De 6 à 9 ans.....	18	5	20,7 —
De 9 à 12 ans....	19	7	30,6 —
De 12 à 15 ans...	19	9	40,7 —
De 15 à 18 ans...	10	4	40,0 —

La loi d'après laquelle la fréquence de la ligne brune est en raison directe de l'âge reste donc la même chez les nerveuses.

Mais au sujet de la différence entre les brunes et les blondes, nous ne trouvons plus la progression primitive. Nous avons, en effet, sur ces 25 cas de ligne brune:

9 blondes, soit 30,6 pour 100
9 châtain — 30,6 —
6 brunes — 20,4 —

De plus, et c'est là le fait le plus curieux, la ligne ne s'explique plus chez ces malades; elle existe le plus souvent sans cause appréciable, et fait souvent défaut dans les cas où nous l'avons vue acquérir. même une intensité remarquable.

Elle se présente chez ces idiotes épileptiques avec le même aspect jaune pâle et terne dont nous avons donné la description, et ne se renforce pas dans certains cas où elle devrait brunir. Et cependant les épileptiques ne sont-elles pas fréquemment des constipées ? Les idiotes ne sont-elles pas fréquemment des gâteuses ? Malgré ces états, la ligne que nous avons vue se renforcer à l'occasion de troubles intestinaux prolongés est ici atone, pâle et toujours peu accentuée.

Peut-être se passe-t-il chez ces malades des phénomènes phlegmasiques abdominaux dont il est difficile, sinon impossible, de se rendre compte chez des sujets qui ne les sentent pas et, par suite, ne les signalent pas ?

C'est pour ces raisons que nous ne confondons pas les premières observations avec les nombreux cas de pigmentation linéaire que nous avons recueillis à la Salpêtrière ; pour ces raisons aussi nous négligerons de les faire figurer dans ce travail.

En résumé, la ligne brune chez l'enfant est plutôt une ligne blonde ; et si elle existe à l'état rudimentaire et à peine indiquée dans des cas où sa cause nous échappe, en l'état actuel de la science du moins, elle peut revêtir chez les petites filles une intensité particulière au cours de certains états tels que :

1° La tuberculose sous ses différentes formes (carreau, mal de Pott, bacillose pleuro-péritonéale, coxalgie, etc.) ;

2° Un état pathologique de l'intestin (constipation opiniâtre, diarrhée rebelle, fièvre typhoïde, purpura avec hémorrhagie intestinale, etc.).

3° L'approche de la puberté.

Contrairement à Turner, nous n'avons jamais observé de ligne brune au cours de la vulvo-vaginite des petites filles ; dans tous les cas, d'ailleurs, où il s'agissait d'une lésion quelconque des organes génitaux externes, cette pigmentation faisait défaut.

Nous en dirons autant des hépatites et des gastrites, qui ne donnent jamais lieu à la pigmentation de la ligne blanche.

Quant à la régression de la ligne, en dehors de la gestation, nous n'avons pu l'observer qu'une seule fois chez un petit garçon dont nous reparlerons au chapitre de la ligne brune chez l'homme. Ce seul cas ne nous autorise donc pas à discuter les observations de Turner à cet égard. Nous pouvons cependant affirmer que le temps est nécessaire à la disparition du pigment et que jamais on ne voit la ligne s'effacer en quelques jours, comme l'ont écrit les auteurs anglais.

CHAPITRE III

La ligne brune après la puberté, chez les nullipares.

Nous avons vu ce qu'était la ligne brune chez les petites filles, et dans quelles conditions et circonstances elle était visible depuis la naissance jusqu'à la puberté. Voyons maintenant comment elle se comporte depuis la puberté jusqu'à la première grossesse.

Les jeunes filles sur le point d'être réglées ont quelquefois non seulement une ligne brune, mais aussi une teinte également foncée, mais beaucoup plus pâle de tout l'abdomen. Cette teinte, quelquefois très sombre et bronzée, est le plus souvent très discrète : elle constitue une sorte de hâle, comme si la peau abdominale était légèrement basanée.

Il est de toute vraisemblance que la cause qui produit ce hâle est identique à celle qui produit la pigmentation de la ligne médiane. Il est fréquent de voir la ligne se dessiner ainsi sur un fond plus terne au moment de la puberté.

La ligne brune est aussi modifiée ; son aspect n'est généralement plus aussi pâle que chez l'enfant. Elle est plus apparente, plus accentuée ; sa couleur tire sur le roux, devient fauve ; sa largeur augmente et atteint jusqu'à 3 millim. environ.

Aucun état pathologique à ce moment particulier ne justifie ni cette ligne, ni sa vigueur spéciale, et seule la physiologie peut en donner l'explication :

« Il y a dans la vie de la jeune fille, dit Dalché, une période plus ou moins longue, pleine de changements pour tout son être, qui commence au moment où elle prépare ses premières règles et finit lorsque la menstruation est établie d'une façon définitive et régulière. »

Or, dans cette période où la jeune fille « prépare ses règles », il est un fait connu et hors de doute, c'est la congestion plus ou moins intense dont les organes du petit bassin sont l'objet. La jeune fille en éprouve généralement des malaises. Elle se plaint de douleurs dans les lombes, dans le bassin ; elle souffre de pesanteurs ; elle a des vertiges, des palpitations, des maux de tête, etc. Bref, tout l'organisme est complètement modifié, et avec ce bouleversement général, dont le point de départ est la congestion utéro-ovarienne, la ligne brune s'accentue et prend l'aspect décrit ci-dessus.

Environ 80 p. 100 des jeunes filles sur le point d'être réglées présentent cette ligne, en dehors de tout état pathologique ; de telle sorte qu'on pourrait la considérer, et nous la considérons chez les jeunes filles bien portantes de 12 à 15 ans, comme un signe précurseur de la puberté, au même titre que le gonflement des seins, le développement des poils sur le pubis et dans les aisselles, etc...

Enfin, le premier flux sanguin apparaît : c'est une détente, un soulagement pour tout l'organisme. Que devient alors la ligne abdominale ?

Dans un article de Rose Cormack paru dans *The London and Edinburgh monthly journal of medical sciences*, de février 1844, il est fait mention de quelques observations à ce sujet.

Cormack fait part de ce qu'un de ses amis, Rankine de Carlucke lui a donné des détails sur un cas dans lequel la ligne « apparaissait à chaque époque menstruelle », en ces termes :

« Donnant mes soins à une jeune femme dont la maladie exigeait qu'on l'examinât fréquemment l'abdomen à découvert, j'observai (le 6 mai dernier) une véritable « ligne brune », là où peu de jours auparavant il n'existait rien de cette nature. La femme était hors de soupçon, et il n'y avait pas la moindre indication de grossesse. Mais il ne pouvait y avoir d'erreur, le stigmate existait entre le pubis et l'ombilic avec une grande netteté. Les seins furent immédiatement examinés et trouvés plutôt gonflés et entourés d'une aréole bien marquée, mais non saillante. Cette femme, qui est intelligente, m'informa de suite que ce que j'observais sur les seins n'était pas rare ; qu'immédiatement avant la menstruation ce changement s'opère toujours. Au point de vue de la ligne abdominale elle ne pouvait rien dire, ne l'ayant pas observée auparavant ; mais elle m'offrit très franchement d'y faire désormais attention. Après quatre époques successives survenues avec une grande régularité, le résultat fut que, à chaque menstruation, la ligne apparaissait : on la voyait d'abord trois ou quatre jours avant l'écoulement, et elle disparaissait ensuite graduellement pendant les règles.

« Il peut être utile d'établir que je n'ai vu la ligne brune et l'état des seins que le 6 mai seulement, jour où je vis pour la première fois cette particularité, et ce matin où j'assistai à la quatrième période menstruelle depuis la date ci-dessus. Aux époques suivantes, la femme fit elle-même les observations et, après chacune, elle m'apporta un bout de papier taillé suivant la longueur et la largeur de la ligne brune. »

Laissant de côté ce qui a trait aux seins et dont nous n'avons pas à nous occuper pour l'instant, nous n'aurons pas de peine à faire ressortir ce qu'une telle observation présente de fantaisiste. D'une part, voilà une femme qui dit n'avoir de ligne brune qu'au moment où elle a ses règles, et Rankine de Carlucke, d'autre part, avoue qu'il n'a vu cette ligne que deux fois et lors de deux examens uniques pratiqués à quatre mois de distance ; il n'a pas examiné cette femme, d'habitude bien réglée, pendant l'intervalle des époques, et les observations ont été relevées par la femme elle-même qui lui apportait chaque fois « un morceau de papier taillé suivant la longueur et la largeur de la ligne » !

D'abord, cette femme n'avait pas qualité pour relever son observation ; elle a pu prendre pour une réalité une modification imaginaire, et ensuite la variation de longueur et de largeur de la ligne avant, pendant et après chaque époque menstruelle constitue un fait qui ne répond à rien de ce que nos longues recherches nous ont appris à ce sujet. Bref, cette première observation, absolument contraire aux faits que nous avons observés, est fantaisiste et de valeur scientifique absolument nulle.

Mais à côté de cette observation, Cormack nous présente en un tableau une série de sept cas destinés à prouver l'existence de la ligne brune en dehors de l'état de puerpéralité. Nous ne pouvons les reproduire toutes ici pour les raisons suivantes :

La troisième, la cinquième et la septième sont celles de femmes qui, bien que présentant une ligne brune en dehors de la gestation, ont déjà cependant été en état de puerpéralité. Ce fait nous interdit donc de les prendre en considération pour l'instant, car ces lignes brunes ne représentent peut-être chez ces trois femmes que le vestige de leur ancienne grossesse.

Restent les 4 observations suivantes que nous reproduisons *in extenso.*

NOM	TEINT	OBSERVATION DE LA LIGNE	PARTICULARITÉS ADDITIONNELLES
1.— J. Graham, 16 ans.	Cheveux et yeux noirs.	La ligne fut observée la 1re fois très distinctement le 11e jour de la fièvre ; elle variait ensuite de nuance, plus claire dans l'intervalle que dans la période fébrile.	La jeune fille avait de l'aménorrhée depuis 4 mois ; elle a présenté des symptômes d'hystérie dans les deux périodes fébriles et particulièrement dans la seconde.
2.— A. Shaw, 19 ans.	Cheveux noirs et yeux clairs.	La ligne a été vue la 1re fois le 21e jour : elle était moins distincte le 23e ; faible le 24e, elle disparut le 26e, fut très visible le 28e et disparut le 35e jour.	La dysenterie et une violente douleur abdominale existaient depuis 2 jours avant la 1re remarque de la ligne, mais on ne l'observa pas avant le 21e jour. Le 28e lorsqu'elle était très nette, la malade n'avait ni diarrhée ni douleur.
3.— M. C'Cabe, 25 ans.	Cheveux et yeux bruns.	Le 14e jour de la fièvre, on voyait une ligne très distinctement. Elle avait alors ses règles.	Elle n'a jamais eu d'enfant.
4.— Mr^s Taber, 28 ans.	Id.	On voyait une ligne distincte le 6e jour de la fièvre. Elle avait des règles profuses quand on vit la ligne pour la 1re fois.	Elle n'a jamais été enceinte.

A part la deuxième observation où la dysenterie et la douleur abdominale étaient vraisemblablement la cause de la ligne brune et qui, par suite, rentre dans le cadre des pigmentations linéaires causées par un état pathologique de la muqueuse intestinale en général, fait que nous avons précédemment observé chez l'enfant et qu'on observe également chez les nullipares, les trois autres observations se rapportent à des jeunes filles chez lesquelles la menstruation joue un rôle capital. La première avait en effet de l'aménorrhée depuis quatre mois ; la quatrième avait des règles profuses. Quant à la troisième, Cormack passe malheureusement sous silence les conditions dont s'effectuait chez elle la menstruation. Celle-ci était-elle en avance, en retard, douloureuse ? Un état pathologique de l'intestin ne coïncidait-il pas avec la ligne ? Le fait seul d'être réglée suffit-il pour produire la ligne en dehors de tout état pathologique ? Cette troisième observation semble l'insinuer tout au moins. Nous verrons plus loin ce qu'il faut en penser.

En réalité, la première et la quatrième observation ci-dessus, sont les deux seules qui puissent être ici de quelque valeur pour nous, car d'un mot elles lèvent tous les doutes : la ligne brune existait dans un cas d'aménorrhée et dans un cas de menstruation profuse. Faut-il voir en cela une loi générale ?

Comme on ne fait pas de statistique sur deux cas isolés et distincts l'un de l'autre, nous ne pouvons conclure encore.

Nous trouvons une autre observation analogue dans la thèse de Jeannin, en 1869, où, faisant l'histoire *des pigmentations cutanées dans la phtisie pulmonaire*, il dit qu'il a noté « une teinte ombrée de la ligne blanche chez une tuberculeuse qui n'avait jamais été enceinte et qui avait un arrêt complet des règles ».

Tels sont les uniques documents qui existent sur la question et que nous tenions à présenter ici.

Les recherches sur la ligne brune chez les femmes après la puberté n'étaient, on le voit, qu'à peine ébauchées jusqu'à nos jours ; il importait donc d'en faire l'étude sur une plus grande échelle afin de vérifier le bien fondé des remarques précédentes et de voir si elles ne souffrent pas d'exceptions.

On sait que rarement les règles s'établissent d'emblée avec une périodicité régulière ; et l'on voit fréquemment les jeunes filles rester plusieurs semaines, un mois, un an même et quelquefois davantage, sans avoir la seconde hémorrhagie cataméniale. Or, après la puberté, de deux choses l'une : ou bien la jeune fille est désormais bien réglée, d'emblée ; ou bien elle l'est mal, irrégulièrement, ou ne l'est plus de quelque temps. Dans le premier cas, la ligne disparaît ; dans le second, elle persiste.

Cette loi générale déduite de l'examen de 130 cas dont nous présentons seulement 65 observations à la fin de ce travail et recueillis soit dans les hôpitaux, soit à la prison Saint-Lazare, souffre très peu d'exceptions.

En effet, il est à peu près constant que toute jeune fille bien réglée, qui n'éprouve aucune douleur abdominale au moment de ses époques, et chez laquelle ces dernières apparaissent régulièrement et normalement tous les mois, n'a pas de ligne brune, à moins qu'elle ne présente un état pathologique d'un organe abdominal, tel que la constipation, par exemple.

Seules les observations LXXX et CXVIII font échec à cette loi, où malgré les recherches les plus minutieuses, il nous a été impossible de découvrir le moindre fait pouvant par sa coïncidence avec la ligne justifier cette dernière.

Cependant, en ce qui concerne l'observation LXXX, il faut noter que cette jeune fille dit n'être bien réglée que depuis trois mois : auparavant, ses époques étaient irrégulières ; aussi pensons-nous que la ligne que nous avons observée chez elle était en voie de régression ; il est fort probable qu'au lieu d'être pâle et imperceptible, elle devait être d'un jaune roussâtre ou fauve au moment où ses menstrues étaient irrégulières.

Reste donc l'observation CXVIII, où la cause nous échappe. Mais déduction faite des 2 cas qui précèdent ainsi que de 6 observations analogues que nous ne faisons pas figurer dans cette étude et qui ne constituent d'ailleurs que l'infime minorité, nous avons trouvé dans les 122 autres observations : 66 jeunes filles ayant une ligne brune et 56 n'en ayant pas.

Parmi les 66 jeunes filles ayant une ligne brune, nous en trouvons :

26 ayant de l'aménorrhée;

20 — de la dysménorrhée;

14 — des règles profuses;

6 — de la constipation rebelle et des douleurs abdominales.

Il est notoire, d'après ce court exposé, que l'aménorrhée et la dysménorrhée sont les causes les plus fréquentes de ligne brune après la puberté. Mais on voit aussi que la menstruation profuse, celle qui se produit, par exemple, deux fois par mois ou qui à chaque époque dure dix et parfois quinze jours, peut provoquer également une ligne brune, au même titre que l'aménorrhée.

En dehors de ces cas où les troubles menstruels sont indéniables et jouent à coup sûr un rôle prépondérant dans l'étiologie de la ligne, la constipation opiniâtre semble aussi coïncider avec l'existence de la pigmentation médiane, dans des cas où la menstruation est absolument normale et régulière et où par conséquent la constipation seule peut être incriminée.

Les 56 autres jeunes filles qui ont toujours été bien réglées et ne présentent de troubles ni de la menstruation, ni des fonctions intestinales, etc., n'ont pas la moindre trace de pigmentation entre le pubis et l'ombilic.

Le résultat de nos investigations est donc positif : à part de rares exceptions, la pigmentation de la ligne blanche n'existe après la puberté que dans des cas bien précis et bien déterminés.

A la Salpêtrière cependant, il n'en est pas de même, et sur 109 observations recueillies dans le service de M. Voisin, nous avons relevé un certain nombre de lignes brunes dont l'étiologie semble des plus obscures.

Ces 109 observations sont celles de filles épileptiques ou idiotes, souvent les deux à la fois; il nous a donc été difficile, disons impossible, d'en obtenir quelques renseignements intéressants, on le comprendra sans peine. Or, si généralement, l'immense majorité des épileptiques et des idiotes sont régulièrement menstruées, elles sont aussi presque toutes constipées.

Il semblerait alors que les troubles intestinaux doivent expliquer ce que la menstruation ne justifie pas, et vice versa : loin de là. Il est des cas fort nombreux où ni la menstruation, ni la constipation ne coïncident avec la ligne abdominale; et devant l'impossibilité matérielle de tirer quelque explication que ce soit de ces malades touchant les douleurs ou autres sensations qu'elles peuvent éprouver, nous avons décidé de ne pas tenir compte dans cette étude d'observations aussi disparates.

Nous nous contentons seulement de signaler les erreurs auxquelles expose l'étude de la ligne brune chez les grandes nerveuses ou plutôt chez les nerveuses inconscientes, erreurs vraisemblablement imputables, en grande partie, au défaut absolu de renseignements de leur part.

En dehors de ces cas spéciaux, la pigmentation de la ligne médiane est donc un signe dont l'étude n'est pas sans importance en clinique.

Cette pigmentation linéaire acquiert jusqu'à 3 et 4 millim. de largeur et, comme nous l'avons dit, elle peut devenir roussâtre ou d'un jaune fauve.

Son intensité est variable et, sans qu'il soit nécessaire de nous étendre plus longuement à ce sujet, on comprendra que si plusieurs des causes que nous avons mentionnées ci-dessus s'ajoutent les unes aux autres et que, par exemple, l'aménorrhée et la constipation chronique se rencontrent chez la même jeune fille, la ligne se signalera par une vigueur et une intensité plus remarquables. Cette assertion se trouve justifiée notamment par l'observation LXXXIX.

Les coliques utérines semblent influer également sur l'intensité de la ligne qui acquiert alors une largeur parfois plus considérable et dont les bords deviennent plus diffus.

On a parlé de ligne brune apparaissant seulement au moment des règles et disparaissant ensuite pour reparaître de nouveau aux époques suivantes. Une telle affirmation nous étonne singulièrement, car il est surprenant qu'un nombre considérable d'observations ne nous ait pas permis d'être témoin de ce que d'autres disent avoir vu chez un nombre si restreint de malades !

Pour nous, nous n'hésitons pas à affirmer que jamais, en aucun cas, on ne voit se dessiner de ligne sur l'abdomen au moment même des époques. Il n'y a aucune exception à cette loi. Il nous est alors permis de douter de l'authenticité des faits que la littérature médicale mentionne à ce sujet.

Lorsqu'on voit une ligne brune chez une jeune fille au cours de la menstruation, c'est que cette ligne existait déjà auparavant. Ce que l'on observe peut-être, c'est une augmentation à peine appréciable de l'intensité pigmentaire d'une ligne déjà existante. Mais encore, hâtons-nous de dire que ce renforcement est si peu fréquent et en tout cas si faible, qu'il est fort difficile de l'apprécier, même en se servant, comme nous l'avons fait, d'une échelle de teintes comme point de repère.

La modification de la ligne brune est donc des plus minimes pendant la menstruation.

Quant à son apparition et à sa régression, ce sont des faits qui, pour s'opérer, demandent un laps de temps plus ou moins considérable et la ligne brune d'une jeune fille aménorrhéique se renforcera avec le temps, de telle façon, qu'après dix mois d'aménorrhée, la pigmentation sera plus foncée que celle d'une jeune fille qui n'aura plus été menstruée depuis trois ou quatre mois seulement.

Mais il est une limite à cette pigmentation et jamais nous n'avons trouvé une teinte plus accentuée que le jaune fauve ou la sépia claire chez les jeunes filles aménorrhéiques et constipées, c'est-à-dire celles qui réunissent à la fois plusieurs des causes ayant une influence sur la production de la ligne.

De plus, aux époques où la jeune fille aménorrhéique devrait être menstruée, la ligne existante ne s'étend pas, et son étendue pendant cette période de temps reste identiquement la même qu'auparavant, toujours ombilico-pubienne.

La régression de la ligne brune ne s'opère qu'avec lenteur et non très rapidement comme on l'a dit; jamais la ligne ne disparaît en huit ou quinze jours, lorsqu'elle est intense et vigoureuse. On comprend d'ailleurs que le temps nécessaire à la régression pigmentaire est proportionnel au degré même de la pigmentation.

Il semblerait que par opposition à l'aménorrhée qui produit la ligne brune, la fréquence et l'abondance des règles doivent au contraire en favoriser l'élimination.

Il n'en est rien, et les cas de menstruation profuse et abondante, se répétant jusqu'à deux fois par mois, tous les quinze jours par exemple, constituent une des causes importantes de la pigmentation de la ligne blanche. Les observations LXXXIX, XCII, CXI, CXVI, CXXIII, CXXVII et CXXIX en font foi. Nous insistons à dessein sur ce point, car nous aurons l'occasion d'y revenir au chapitre de la chromogénie.

Nous devons faire remarquer qne nous n'avons jamais vu coïncider la pigmentation de la ligne blanche avec les métrites, les cystites et les néphrites, ainsi qu'avec les lésions portant sur les organes génitaux externes. Le chancre syphilitique siégeant sur le col de l'utérus ou sur les grandes ou les petites lèvres, la syphilis secondaire qui se manifeste souvent par la pigmentation marbrée du cou ou du corps tout entier restent également sans influence sur la pigmentation médiane de l'abdomen et ne sont pas en tout cas susceptibles de lui donner naissance. Nous en avons acquis la certitude absolue par de nombreux examens pratiqués sur les filles de la prison Saint-Lazare.

En résumé : sur le point d'être réglées, les jeunes filles pré-

sentent très fréquemment une ligne pigmentaire ombilico-
pubienne.

Les règles s'établissent-elles régulièrement, d'emblée : la ligne
s'efface. La jeune fille est-elle dysménorrhéique, ou aménorrhéique,
ou bien a-t-elle des règles profuses : la ligne persiste. Le temps
est un facteur nécessaire et indispensable à son apparition comme
à sa régression ; et si les époques peuvent influer quelquefois
sur la pigmentation existante en l'exagérant à peine, en aucun
cas, chez une jeune fille bien portante, la ligne n'apparaît
avec les règles, surtout lorsque celles-ci sont normales, pour
disparaître immédiatement ensuite, en même temps qu'a lieu
l'arrêt du flux cataménial. Seules enfin les lésions siégeant sur
l'intestin ou sur le péritoine ainsi que la tuberculose générale
ou localisée sont capables de provoquer la pigmentation médiane
de l'abdomen en dehors des troubles de la menstruation ; encore
la tuberculose n'agit-elle, probablement après la puberté, qu'en
supprimant ou en modifiant la fonction ovarienne.

Après la ménopause, la ligne brune est à peine visible ; elle
ne répond, en tout cas, à rien de bien net et de bien précis en
clinique. Les nullipares âgées et très grasses cependant n'ont
pas la ligne blanche pigmentée.

CHAPITRE IV

La ligne brune pendant la grossesse.

La ligne brune dans l'état de puerpéralité est extrêmement commune, et aujourd'hui il n'est pas d'auteur qui ne la cite parmi les signes de la grossesse.

Cependant, bien qu'il soit classique en obstétrique, ce signe est encore mal connu ; aussi son histoire au cours de la gestation demande-t-elle a être précisée.

1º **Fréquence.** — En 1844, sur 31 cas d'accouchements récents, Cormack constata que la ligne faisait défaut trois fois, soit dans 9 p. 100 des cas. Mais l'une des accouchées était « une pauvre femme qu'il ne vit qu'une fois, disait-il, à la hâte et dans une maison sombre ; elle était accouchée depuis deux jours ».

Montgomery avait également remarqué que la ligne brune n'existait pas toujours ; aussi la jugeait-il comme un signe « occasionnel et non constant chez les femmes en état de puerpéralité ».

A la vérité, il est fort peu de femmes qui parviennent au terme de leur grossesse sans présenter de pigmentation du raphé abdominal, si minime qu'elle soit ; et, après l'expulsion du fœtus, environ 94 p. 100 des femmes ont une ligne brune abdominale. Parmi les 6 p. 100 autres, bien qu'elles soient en minorité, il en est de brunes aussi bien que de blondes. Par conséquent, si le teint plus ou moins foncé des femmes peut avoir quelque influence sur l'intensité de leur ligne, comme nous le verrons plus loin, il est cependant complètement étranger à sa production.

La ligne abdominale est donc extrêmement fréquente. Mais hâtons-nous d'insister sur ce que le pourcentage qu'on vient de lire nous a été fourni par des examens pratiqués seulement au terme de la gestation. On comprend, en effet, que les chiffres n'eussent pas été les mêmes dans les premiers mois de la grossesse, où certaines femmes n'ont pas encore de pigmentation médiane alors qu'elles en auront peut-être quelques mois plus tard.

D'après Turner (1842), lorsque la ligne fait défaut, on voit à sa place comme un « aspect vitreux, blanchâtre, ressemblant à une vieille cicatrice ». Malgré nos recherches à cet égard, nous n'avons jamais pu vérifier ce fait. Il y a là, à notre avis, une erreur d'interprétation. Ce que Turner a pu prendre pour l'aspect vitreux ci-dessus, c'est la présence d'une vergeture qui se trouvait par hasard longitudinalement placée sur la ligne médiane. Mais ce n'est certes pas l'absence de pigmentation qui a pu donner naissance à une telle apparence ; car lorsque la ligne brune fait défaut, la peau abdominale garde toujours en son milieu la teinte qu'elle présente ailleurs, et rien à sa place ne peut ressembler à une « vieille cicatrice », si ce n'est la présence de vergetures.

2° **Début de la ligne brune.** — Tout en reconnaissant que le nombre de ses observations était trop limité pour déterminer l'époque du début de la ligne d'une façon précise, Turner conclut qu'elle « est d'abord visible dans le huitième mois de la gestation, probablement dans les premiers jours de ce mois.

« Je l'ai vue, ajoute-t-il, dans un cas assez faiblement marquée pour être perçue avec difficulté, excepté dans une certaine position et à la distance de quelques pieds du sujet, dans la première semaine du huitième mois ; dix jours plus tard, elle devint plus distincte chez la même femme. Dans un autre cas, je la trouvai bien nette environ vers le commencement du dernier mois. J'ai fait plusieurs examens dans les cinquième, sixième et septième mois de la grossesse, sur différentes femmes sans découvrir une seule fois la moindre trace de ce signe. Je l'ai trouvée environ douze fois au début du travail, tout à fait distincte. »

De son côté, Cormack fait part également de ce qu'il a rencontré la ligne dans des cas d'avortement. A l'appui de son dire, il présente 6 observations dont 3 primipares avortant au quatrième et au sixième mois, et dont 3 multipares avortant entre le troisième et le cinquième mois.

Les 3 observations de primipares seules pourraient à la rigueur être de quelque utilité ici pour l'étude du début de la pigmentation, car les trois autres sont celles de multipares, et Cormack lui-même n'aurait pu affirmer que leur ligne brune ne provenait pas de leur ancienne grossesse.

Quant aux trois primipares, elles venaient d'avorter. Mais l'expulsion du fœtus ayant pu modifier, comme nous le verrons au chapitre suivant, l'aspect de la ligne en la renforçant, on voit que ces observations n'éclairent pas sensiblement la question du début de la pigmentation, d'autant plus que Montgomery dit avoir remarqué la ligne brune « très visiblement marquée chez une femme qui avait les cheveux et les yeux foncés et qui venait d'avorter au deuxième mois ».

En 1844, Turner mentionne de nouveau qu'il lui est arrivé d'observer la ligne « une fois immédiatement après un avortement de trois mois, faiblement marquée ; mais, sauf dans cette seule circonstance, ajoute-t-il, bien que je l'aie souvent recherchée, je ne l'ai pas encore rencontrée à une période moins avancée de la grossesse que le septième mois ».

Plus tard, en 1875, c'est-à-dire après plus de trente ans d'observation, le même auteur écrivait à Cormack : « Depuis que mes premières observations ont été publiées, j'ai rencontré le signe dans quelques circonstances de bonne heure, dans le septième mois, — relativement étroit et pâle quelquefois, — mais jamais à une époque plus précoce d'utéro-gestation simple. »

On le voit, les auteurs qui se sont occupés de la question jus-

qu'en 1875, sont loin de s'accorder sur le début de la ligne :
les uns affirment qu'elle n'est visible que vers le septième mois,
les autres disent l'avoir trouvée aux deuxième, troisième,
cinquième et sixième mois, mais seulement dans des cas
d'avortement.

Depuis cette époque, aucun auteur n'a fait de nouvelles
recherches à ce sujet, et la question n'a guère fait un pas.

Or, après avoir observé plusieurs centaines de lignes brunes
à tous les âges de la grossesse, voici comment, à notre avis,
doit être étudié le début de la ligne brune.

Il ne faut pas confondre :

1° Les femmes qui, avant d'être enceintes, étaient bien réglées,
avec celles qui l'étaient mal ;

2° Les primipares avec les multipares ;

3° Les brunes avec les blondes ;

4° La ligne sous-ombilicale avec la ligne sus-ombilicale.

La distinction s'impose d'abord entre les femmes qui, avant
de devenir enceintes, étaient bien réglées, et celles qui l'étaient
mal.

Nous avons vu en effet, au chapitre précédent, que celles dont
la menstruation était anormale ou faisait défaut, avaient la ligne
blanche pigmentée; or, peut-il être question de début de ligne brune
pendant la grossesse chez une femme qui avait déjà de la pigmentation médiane avant même d'être enceinte, du fait de son
aménorrhée ou de sa dysménorrhée, par exemple ? Évidemment
non. Chez ces femmes, la gravidité de l'utérus ne fait qu'exa-
gérer leur pigmentation ombilico-pubienne à partir du deuxième
mois environ ; l'observation de Montgomery à laquelle nous
avons fait allusion ci-dessus, rentre probablement dans cette
catéorige d'observations.

Quant aux primipares antérieurement bien réglées, elles
restent environ trois mois sans avoir de ligne brune, et généralement celle-ci ne commence à se dessiner qu'après la troisième ou la quatrième absence de règles. Mais à son début, on

ne peut l'apercevoir qu'en plaçant l'abdomen de la femme en pleine lumière et sous un jour favorable. Cette dernière restriction nous explique pourquoi les auteurs anglais de 1844 n'ont jamais vu débuter la ligne avant le septième mois, car Turner admet que « fréquemment, dans la lumière imparfaite dans laquelle il pratiquait ses examens », ce signe a pu échapper à son attention.

Mais les choses ne se passent pas toujours comme nous venons de le dire. Il est certaines femmes dont la ligne médiane ne commence à se pigmenter qu'au cours du quatrième et du cinquième mois de la grossesse, et quelquefois plus tard. Un certain nombre d'entre elles restent même pendant toute la durée de la gestation sans avoir de ligne brune abdominale, de telle sorte que le début de la ligne offre des degrés de variabilité.

Ainsi, les femmes blondes ont en général un début de ligne brune plus tardif que les brunes.

Les femmes très grasses ont rarement la ligne blanche pigmentée, et dans les cas où celle-ci brunit vers la fin de la gestation, sa coloration reste toujours très pâle et n'acquiert jamais l'intensité qu'elle a chez les autres parturientes. Cette remarque est d'ailleurs conforme à l'énoncé d'une loi formulée par Heusinger et d'après laquelle la quantité de pigment dans l'épiderme est en raison inverse de la proportion de tissu adipeux sous-jacent au tégument.

Mais l'époque de début fixée plus haut ne s'applique exclusivement qu'à la ligne sous-ombilicale. L'observation nous apprend en effet qu'il n'en est pas de même pour la ligne comprise entre l'ombilic et l'appendice xiphoïde.

La ligne sus-ombilicale ne commence à se dessiner qu'à la fin du sixième ou au commencement du septième mois ; elle ne se développe donc pas de pair avec la ligne ombilico-pubienne et les débuts de ces deux segments de la ligne brune sont absolument indépendants l'un de l'autre. Mais ce qui est remarquable, c'est que la ligne sus-ombilicale ne débute jamais avant, ni en même temps que la ligne ombilico-pubienne. Elle ne commence à apparaître que lorsque cette dernière est entièrement constituée et déjà vigoureuse.

Chez les multipares, la pigmentation apparaît plus tardivement que chez les primipares.

Il est vrai qu'ici, comme nous l'avons fait remarquer, il est nécessaire d'établir une distinction : ou bien la femme a vu la ligne de sa précédente grossesse disparaître complètement avant de devenir multipare, ou bien elle a conservé un vestige de sa dernière pigmentation médiane jusqu'au jour où elle devient enceinte une autre fois.

Dans le premier cas, la ligne sous-ombilicale se dessine le plus souvent dans le quatrième ou cinquième mois ; dans le second cas, la pigmentation ne s'exagère sensiblement que vers le deuxième ou troisième mois environ.

Quant à la ligne sus-ombilicale des multipares, son début est également plus tardif : elle n'est visible, en effet, qu'à la fin du septième mois et surtout au cours du huitième.

On peut cependant voir quelquefois une ligne pubo-xiphoïdienne dès le début de la gestation d'une multipare. Cette ligne, qui n'est en réalité que le vestige de la pigmentation de la grossesse précédente, dont la régression n'a pas eu le temps de s'accomplir, pourrait faire croire que la pigmentation médiane des multipares est plus précoce que celle des primipares : tout au contraire, il faut remarquer que les multipares voient leur ligne brunir de plus en plus tardivement à mesure que le nombre de leurs grossesses augmente. Au point qu'il est fréquent d'observer des parturientes qui ont eu 8 ou 10 enfants, sans la moindre pigmentation médiane. C'est alors que certaines multipares s'étonnent de ne plus avoir sur l'abdomen une pigmentation qu'elles ont quelquefois remarquée durant leur première grossesse, et qu'elles en tirent des conclusions touchant le sexe probable de l'enfant qu'elles portent.

Toutefois, lorsque la précédente grossesse date de longtemps déjà (8, 10, 12 ans par exemple), la ligne brune réapparaît de nouveau, comme chez les primipares, un peu moins vigoureuse cependant.

De même lorsqu'une multipare a toujours avorté avant le cinquième ou le sixième mois et que, pour la première fois, sa grossesse va jusqu'à terme, la ligne brune ne subit plus l'influence des grossesses antérieures, en quelque sorte négligeables, et se développe comme chez les primipares.

Entre les deux lignes sus et sous-ombilicale, il est une pigmentation circulaire que Montgomery a décrite sous le nom d'aréole ombilicale, que nous avons déjà vue chez l'enfant et dont le début ne coïncide nullement dans l'état de puerpéralité avec celui des lignes précédentes.

Cependant Montgomery n'a assigné aucune époque de début à cette pigmentation, il s'est seulement borné à dire « qu'elle est beaucoup moins fréquente que la ligne brune abdominale ». Eh bien, c'est là, croyons-nous, une erreur. Le défaut des auteurs anglais que nous avons cités est de ne considérer généralement comme des dépôts pigmentaires initials, que ceux qui d'ores et déjà sont relativement intenses. Or, l'aréole ombilicale existe très fréquemment au cours de la grossesse, aussi fréquemment, dirons-nous, que la ligne brune abdominale. Les observations nous révèlent son début vers le quatrième ou cinquième mois de la gestation. Il faut cependant reconnaître qu'il est difficile de la voir tout à fait à son début, lorsque l'ombilic est encore déprimé.

3° **Étendue de la ligne brune.** — Si Lécieux et Montgomery ont signalé l'existence de la ligne « entre le pubis et l'ombilic », mais seulement « après la délivrance », Turner rapporte que « malgré les difficultés que présente une telle recherche dans la pratique privée, il a eu l'occasion de voir ce signe 21 fois, dans différents cas, immédiatement après la délivrance », et il a constaté alors que « dans plus des deux tiers des cas, la ligne s'étendait du pubis à moins d'un pouce ou d'un pouce et demi de l'appendice xiphoïde (ensiform cartilage), sans interruption, excepté à l'ombilic, et occasionnellement à environ trois ou quatre lignes au-dessous ».

« Dans le reste des autres cas, un espace variant d'un pouce à environ 2 pouces et demi (1) autour de l'ombilic n'était pas pigmenté ; et, dans un seul cas, la ligne faisait aussi défaut dans une étendue de 2 pouces au-dessous de l'ombilic. »

De nos jours, les auteurs n'ont guère sensiblement modifié cette manière de voir ; mais certains d'entre eux cependant paraissent n'avoir pas tenu compte de la partie sus-ombilicale en désignant la ligne brune comme une ligne ombilico-pubienne.

Quant à l'aréole ombilicale, elle est généralement passée sous silence ; aussi la décrirons-nous spécialement plus loin.

A notre avis, tous les auteurs ont raison. Mais les différentes descriptions qu'ils ont données de la ligne brune ne sont exactes qu'à la condition expresse de considérer celle-ci à des époques différentes de la grossesse.

C'est qu'en effet la pigmentation ne s'étend pas d'emblée du pubis à l'appendice xiphoïde. Ces deux extrémités ne repré- sentent que deux points terminus susceptibles d'être atteints, mais jamais dépassés.

La pigmentation médiane est primitivement fort restreinte ; et de même qu'il serait inexact de la décrire d'une manière géné- rale comme une ligne « ombilico-pubienne » chez les femmes parvenues au terme de leur grossesse, ou au surlendemain de l'expulsion du fœtus ; de même il n'est pas juste de donner un nom exprimant sa longueur maxima à une ligne encore récente et qui n'a encore qu'un travers de main de hauteur.

La ligne qui débute, en effet, n'est pas ombilico-pubienne : ce que l'on observe le plus souvent chez les primipares, au troisième mois de leur grossesse, c'est un trait pâle et peu marqué, par-

____

(1) Le pouce égale 26 millim. environ.

tant du bord supérieur de la symphyse pubienne et se perdant à 3 ou 4 travers de doigt au-dessus.

Dans ces conditions, la ligne n'aboutit même pas à l'ombilic. C'est ainsi qu'elle commence presque toujours par sa partie inférieure, que l'on doit considérer comme sa base. Puis, petit à petit, elle s'élève et atteint enfin le bord inférieur de l'ombilic.

Mais, plus tard, la ligne sus-ombilicale se dessine à son tour suivant le même mode, sa base étant le bord supérieur de la cicatrice ombilicale.

Sa longueur est au début très minime : elle n'est d'abord qu'un trait fort court, qui s'accroît ensuite progressivement en hauteur. Quelquefois elle aboutit à l'appendice xiphoïde; mais le plus souvent elle pâlit, s'effile et disparaît à 2 ou 3 travers de doigt au-dessous.

En somme, on peut voir que chaque segment de la ligne brune abdominale a un point de départ très précis, et qu'elle naît très souvent à sa base. Il y a cependant des exceptions et l'on voit parfois la ligne apparaître non plus en un point particulier, mais sur toute l'étendue comprise entre le pubis et l'ombilic. Mais si la ligne ombilico-pubienne se développe quelquefois suivant le deuxième mode, la pigmentation sus-ombilicale s'accroît presque toujours suivant le premier.

Enfin, il est des cas où la ligne sous-ombilicale débute près de l'ombilic pour s'accroître ensuite inférieurement, en descendant jusqu'au pubis; mais c'est là un fait relativement rare et dont nous avons observé peu d'exemples.

4° **Largeur de la ligne brune**. — Pour Turner, la largeur de la ligne brune est « ordinairement de 1 à 2 lignes, et ses bords dans quelques cas sont très nets ». (La ligne équivaut à la douzième partie du pouce, soit plus de 1 millim.)

Montgomery lui assignait « environ un quart de pouce », soit environ 6 millim. de largeur.

Dans le *Dictionnaire Dechambre*, article « Grossesse »

Pinard indique qu'elle peut atteindre « de quelques millimètres à un centimètre de large ».

Il est difficile d'assigner une limite immuable à une pigmentation essentiellement variable selon les cas, et dont le développement en largeur, comme en hauteur, est progressif.

Lorsque la ligne débute, sa largeur est d'environ 2 à 3 millim. Elle ne tarde pas à s'élargir ensuite et à attèindre 4, 5 et 6 millim.

Chez les multipares la pigmentation est d'emblée plus large ; elle acquiert le plus souvent de 5 à 7 millim. dès son début.

Quelquefois enfin (le cas est peu fréquent, il est vrai), la ligne atteint jusqu'à 1 centim. et même davantage, et cela chez des primipares ou des multipares dont le teint général est très brun.

Tout ce qui précède cependant n'est exact que pour la ligne sous-ombilicale, et il est extrêmement rare de voir une ligne sus-ombilicale acquérir de telles proportions.

Celle-ci est ordinairement très fine : 1, 2, quelquefois 3 millim., telles sont ses dimensions habituelles. De telle sorte que si, par exemple, la ligne ombilico-pubienne a 6 millim. de largeur, la ligne sus-ombilicale n'en mesure que 2 environ.

Telles sont les proportions réciproques de ces deux segments. Nous avons cependant observé des cas, assez rares d'ailleurs, où la ligne ombilico-pubienne atteignait jusqu'à 1 centim. et demi, et la ligne sus-ombilicale jusqu'à 6 millim. de largeur.

A un degré plus avancé, les cas que l'on rencontre sont ceux où la ligne brune est si large qu'elle n'existe pour ainsi dire plus : elle se trouve remplacée par une plaque pigmentaire considérable qui se confond insensiblement avec la teinte généralement brunie de l'abdomen tout entier.

Il est parfois difficile de mesurer exactement la largeur de la ligne brune : c'est qu'alors ses bords, loin d'être nets, sont au contraire très diffus et constituent comme une pénombre de part et d'autre de la ligne, qui donne à cette dernière un aspect flou et dégradé, ses bords se confondant insensiblement avec le ton général de la peau abdominale.

5° **Coloration et intensité de la ligne brune.** — D'après Turner,
« la ligne brune a l'aspect d'un trait fait avec un pinceau en
poil de chameau et de la terre d'ombre (Streak made with a
camel's hair pencil and umber) ».

Pour Pajot, la ligne brune semble tracée au pinceau avec de la
sépia. Aujourd'hui les auteurs lui attribuent généralement une
teinte « brunâtre ».

On ne peut nier que cette dernière expression soit très vague,
car elle ne désigne pas une couleur proprement dite, mais la
teinte plus ou moins foncée que peut avoir une couleur donnée.
Et cependant nous reconnaissons nous-même qu'il est difficile
de comprendre dans un terme précis toute la gamme de tons
par laquelle passe la pigmentation médiane au cours de son
développement.

C'est que la ligne brune est, en effet, loin de présenter toujours
la même coloration.

Elle est d'abord d'une couleur indéfinissable qu'on commence
à peine à distinguer sur la ligne médiane : la peau abdominale
dans la région mitoyenne n'a plus sa teinte ordinaire, mais quelque
chose d'ambré. Sa couleur n'est pas franchement jaune ; elle
est à peine jaunâtre. Cette teinte s'accentue ensuite peu à peu.
A un degré plus avancé, la ligne tire sur le jaune roussâtre ; elle
passe au fauve. Puis elle brunit ; devient jaune sale, grisâtre ;
tourne au ton sépia, puis au brun foncé ; devient marron, et
atteint la couleur chocolat, pour devenir enfin noire comme la
peau d'un nègre.

Bref, il y a comme une gradation insensible, une échelle de
teintes par laquelle passe toujours la pigmentation et qui est
l'indice des couches de plus en plus abondantes des granulations
pigmentaires qui s'accumulent dans les téguments.

La ligne brune diffère donc de coloration suivant l'âge de la
grossesse. Mais comme l'ont fait remarquer depuis longtemps les
auteurs, le teint général de la femme n'est pas étranger au degré
pigmentaire de la ligne médiane. On ne peut contester, en effet,

que la couleur de celle-ci soit d'autant plus foncée que les femmes sont plus brunes. Cette remarque est cependant loin d'être toujours exacte ; nous avons, en effet, rencontré des femmes blondes, des rousses même, qui avaient une pigmentation médiane des plus remarquables, et nous avons aussi eu l'occasion de voir des femmes très brunes absolument exemptes de toute pigmentation abdominale.

Chez les multipares la pigmentation linéaire est souvent beaucoup moins marquée et moins intense que chez les primipares, qu'elles soient brunes ou blondes.

Dans toutes ces considérations sur l'intensité de la ligne brune, il faut aussi tenir compte, non seulement du teint de la femme, mais encore de la couleur de la peau abdominale. Une ligne paraîtra, en effet, très brune et très noire sur une peau abdominale très blanche, qui semblerait peu vigoureuse et peu foncée sur une peau basanée, ou fortement bronzée. Il importe donc de tenir grand compte, dans l'appréciation de la vigueur d'une ligne brune, de la teinte qui lui sert de fond, et de ne pas oublier qu'à la fin de la grossesse surtout, un grand nombre de femmes ont la peau de l'abdomen terni et généralement recouverte d'un hâle.

Nous n'avons pas eu l'occasion d'observer de femmes de couleur enceintes. Mais M. le Dr Paquy, chef de clinique, nous dit avoir vu plusieurs négresses en état de puerpéralité :

Dans l'un de ces cas, il s'agissait d'une Abyssinienne de 15 ou 16 ans, primipare, morte à terme avant l'expulsion du fœtus ; sa peau était d'un beau noir : elle présentait une ligne brune de 5 à 6 millim. de largeur, dont la teinte noire comme de l'ébène était très visible malgré le fond extrêmement sombre sur lequel elle se dessinait.

Ceci montre que, si noirs que soient les téguments, la ligne brune acquiert toujours la vigueur nécessaire pour se détacher du fond sur lequel elle repose et qu'en définitive, à part quelques exceptions, l'intensité de la ligne est proportionnelle au teint général de la femme.

Un médecin des hôpitaux nous disait au début de nos recherches :
« Il est probable que vous trouverez une ligne plus foncée chez
les femmes enceintes qui auront aussi les seins très bruns, et
vice versa... » Eh bien, c'est une erreur capitale. Il y a indépendance absolue entre la coloration du mamelon et celle de la ligne
brune.

Nos observations nous ont prouvé que là où la pigmentation des
seins existe d'une façon remarquable, la ligne abdominale n'est
pas forcément plus foncée pour cela. Il est assez rare même que
la teinte de la ligne soit identique à celle de l'aréole mammaire.
Bien plus, la majorité des observations montre que lorsque la
coloration des seins est noire, la ligne abdominale peut être
extrêmement pâle ou même faire complètement défaut, même au
terme de la gestation ; et nous avons trouvé, au cours de nos
investigations chez les femmes enceintes, des cas où la pigmentation de la ligne blanche existait à l'exclusion de toute pigmentation mammaire.

Il y a donc indépendance notoire entre ces deux pigmentations.
D'ailleurs, ne l'avons-nous pas constaté chez les petites filles,
dont la ligne médiane est pigmentée et dont les seins ne sont
même pas formés ?

Il est vrai cependant que la ligne peut être très brune
lorsque les seins sont eux-mêmes noirâtres, mais à notre avis,
il n'y a là qu'une simple coexistence entre deux pigmentations sans
relation intime l'une avec l'autre. La pigmentation des seins a
pour cause unique la gravidité de l'utérus. La pigmentation de
la ligne blanche, elle, correspond à des états particuliers que
l'on rencontre même en dehors de la grossesse ; par conséquent,
elle est due à quelque chose de commun à ces états et à la gestation, mais non à la gestation elle-même.

6° **Aréole ombilicale.** — C'est en 1844 que Montgomery
décrivit pour la première fois la pigmentation péri-ombilicale ;
voici en quels termes : « Ce signe consiste en un cercle de
coloration brune ou aréole entourant l'ombilic, s'étendant tout

autour à environ un quart de pouce (0,006 millim.) et en général, mais pas toujours, variant de ton, selon la couleur des cheveux, des yeux et de la peau des femmes. Contrairement à l'aréole mammaire, il n'y a aucune turgescence ou relief de cette aréole à la surface de la peau environnante et il n'y a aucun follicule sur ce disque. Je voyais dans ces derniers jours un exemple de cette aréole chez une dame dont les cheveux et les yeux étaient foncés et qui venait précisément de mettre au monde un enfant qui, il y avait toute raison pour le croire, était mort depuis près d'un mois. La ligne brune était faiblement marquée, comme l'était aussi le cercle autour de l'ombilic, et l'aréole mammaire paraissait effacée. La première fois que j'observai cet aspect, c'était en 1840, et ce fut cette extrême vigueur de coloration qui attira mon attention, pendant que j'étais en train de poser une ligature sur la patiente.... Je n'ai vu « l'aréole ombilicale » qu'au moment de l'accouchement à terme ».

Après Montgomery, cette aréole n'a plus été décrite comme telle et n'a guère fait l'objet de communication spéciale.

Dans les deux ou trois premiers mois de la grossesse, cette aréole n'existe guère chez la primipare, et lorsqu'elle commence à se révéler, vers le cinquième mois, il est difficile de la voir encore, parce qu'elle est cachée dans les replis de la cicatrice ombilicale.

Si l'on vient cependant à faire saillir celle-ci en tirant sur ses bords, on peut observer la pigmentation signalée par Montgomery à une époque de la grossesse plus précoce que celle qu'il a indiquée.

Mais à partir du moment où l'ombilic, progressivement repoussé par l'utérus qui s'élève, commence à s'aplatir et à devenir saillant, l'aréole ombilicale devient de plus en plus accessible à l'observation. On voit alors sa coloration passer par tous les degrés parcourus déjà par la ligne sous-jacente et émunérés plus haut.

L'aréole constitue primitivement un disque dont le rayon n'a même pas un demi-centimètre de longueur. Mais ce disque s'accroissant de mois en mois en largeur, au fur et à mesure qu'il devient plus brun et plus foncé, peut atteindre au terme de la gestation le diamètre d'une pièce de 5 francs et parfois même davantage. Sa teinte n'est pas toujours celle de la pigmentation sous-jacente, elle peut être quelquefois plus foncée ou plus claire ; et ce n'est alors que près du terme que sa couleur et son intensité deviennent égales à celles de la ligne brune.

La pigmentation sous-ombilicale qui vient y aboutir s'élargit à son contact, de même que la ligne sus-ombilicale. De telle sorte qu'on dirait que la ligne ombilico-pubienne se divise au bord inférieur de l'ombilic en deux parties égales, qui contournent ce dernier sur une largeur d'environ 1 ou 2 centim., pour se rejoindre à son bord supérieur et se continuer en un trait plus fin vers l'appendice xiphoïde.

D'autres fois, la pigmentation aréolaire est d'une intensité irrégulière, plus vigoureuse à gauche qu'à droite ou vice versa. Elle est alors comparable à deux hémisphères divisés par une ligne verticale. L'hémisphère le plus foncé, gauche ou droit selon les cas, constitue le lien principal qui rattache la ligne ombilico-pubienne à la ligne sus-ombilicale.

Il existe aussi des cas où un côté hémisphérique du disque pigmentaire fait complètement défaut. Il n'y a plus alors à proprement parler d'aréole, mais une pigmentation semi-circulaire passant à gauche ou à droite de l'ombilic. L'aréole peut encore faire complètement défaut, auquel cas les lignes sous et sus-ombilicales sont disjointes et complètement séparées l'une de l'autre.

Enfin l'aréole peut exister seule et à l'exclusion de toute ligne brune. Mais toutes ces modalités, si communes au cours de la grossesse, deviennent moins fréquentes à mesure que la femme approche du terme, pour faire le plus souvent place à l'une de celles que nous venons d'énumérer, c'est-à-dire la coexistence des lignes sus et sous-ombilicales avec l'aréole ombilicale complète.

Rien de particulier au cours de la grossesse n'explique chacune des modalités qui précèdent : il faut donc considérer d'une manière générale la ligne ombilico-pubienne, l'aréole et la ligne sus-ombilicale comme des degrés divers du développement de la ligne brune, et en particulier l'aréole ombilicale comme une partie de la ligne brune dont la forme s'est adaptée à sa situation anatomique, attendu qu'on peut rencontrer cette disposition dès la naissance.

En 1867, Larcher a constaté en effet qu'un cercle noir entoure la base du cordon ombilical des nègres nouveau-nés, bien qu'ailleurs la coloration de leur peau diffère peu de celle des blancs, au moins dans les deux ou trois jours qui suivent la naissance.

7° **Déviations de la ligne brune.** — Jusqu'ici nous avons décrit la ligne brune comme une pigmentation rectiligne exactement située sur le raphé médian de l'abdomen et comprise entre le pubis et l'appendice xiphoïde.

Or, il n'en est pas toujours de même, et certaines femmes ont une ligne dont la forme n'est plus celle que nous avons décrite : leur pigmentation, loin d'être rectiligne et médiane, est susceptible de présenter des déviations multiples.

Cette constatation n'est d'ailleurs pas nouvelle, et c'est Turner lui-même qui en fit la première observation en ces termes :

« Chez une femme rachitique que je voyais après l'accouchement et chez laquelle les téguments formaient des plis lâches sur les muscles abdominaux, donnant à la ligne l'aspect d'être courbée sur le côté, je trouvai que, en pinçant et en plissant la peau, je pouvais tordre la ligne de différentes manières. »

Toutes les déviations de la ligne brune peuvent se ramener à des types bien déterminés que nous classons de la manière suivante :

PREMIER TYPE. — La ligne sous-ombilicale restant droite entre le pubis et l'ombilic, la ligne sus-ombilicale seule est déviée.

Cette déviation peut se faire suivant deux modes :

a) Ou bien la ligne sus-ombilicale est rectiligne, et tandis que sa base reste fixée à l'aréole ombilicale, son extrémité supérieure vient se perdre à deux ou trois travers de doigt soit à droite, soit presque toujours à gauche et au-dessous de l'appendice xiphoïde (comme l'aiguille d'une horloge qui, au lieu de marquer midi, indiquerait 1 ou 2 heures).

b) Ou bien la ligne dont les deux extrémités aboutissent l'une à l'ombilic et l'autre à l'appendice xiphoïde, présente sur son étendue deux courbures, l'une supérieure à concavité gauche, l'autre inférieure à concavité droite, de manière à former un S compris dans l'espace ombilico-xiphoïdien.

Deuxième type. — Seule, la ligne ombilico-pubienne est déviée.

a) Ou bien, partant du pubis, elle s'élève à droite mais le plus souvent à gauche du raphé médian jusqu'aux deux tiers de sa longueur, et alors ce n'est là qu'un premier stade (que l'on n'observe généralement d'ailleurs que dans les premiers mois de la grossesse, quand la ligne n'a pas encore toute son étendue) d'une seule et unique déviation. Plus tard, en effet, la ligne déviée se courbe et se réfléchit vers l'ombilic pour ne former qu'une seule courbure à concavité droite, mais le plus souvent gauche.

b) Ou bien, ses deux extrémités étant fixées à l'ombilic d'une part et au pubis de l'autre, elle présente deux courbures, le plus souvent l'une supérieure à concavité droite, l'autre inférieure à concavité gauche, de façon à figurer assez bien un S inversé (Ƨ).

Troisième type. — Les lignes sus et sous-ombilicales sont toutes deux déviées.

a) La ligne xiphoïdo-pubienne, bien que rectiligne, est totalement déplacée, c'est-à-dire qu'elle n'est plus située sur la ligne médiane, mais à un centimètre en dehors.

Dans l'un des deux cas que nous avons observés, l'aréole ombilicale faisait défaut, de telle sorte que si les deux lignes se fussent jointes l'une à l'autre, elles n'eussent constitué qu'une seule et même ligne droite à peine tangente à la cicatrice ombilicale.

Dans l'autre cas, l'aréole était incomplète et ne formait qu'un demi-cercle joignant les deux lignes sous et sus-ombilicales. Entre cette demi-aréole et la cicatrice ombilicale, il y avait comme un canal de peau non pigmentée.

b) La ligne sus-ombilicale étant déviée selon le mode *a* du premier type, la ligne sous-ombilicale l'est suivant le mode *a* du deuxième type.

c) La ligne sus-ombilicale forme un S selon le mode *b* du premier type, et la ligne sous-ombilicale un S inversé comme le mode *b* du deuxième type. L'ensemble de la ligne brune forme ainsi une véritable accolade comprise entre l'appendice xiphoïde et le pubis et dont l'angle sortant serait situé sur l'aréole ombilicale et dirigé vers la droite de la femme.

d) Enfin, un dernier mode de déviation est le suivant : les deux lignes partant l'une du pubis, l'autre de l'appendice xiphoïde, aboutissent : la ligne sus-ombilicale à droite, la ligne sous-ombilicale à gauche de l'ombilic, de manière à n'être chacune que tangente à l'aréole ombilicale (comme si les deux lignes étant primitivement situées sur la ligne médiane, l'ombilic avait subi sur lui-même un mouvement de rotation dans le sens contraire à celui de l'aiguille d'une montre, de façon à entraîner d'autant l'extrémité des deux lignes qui lui sont fixées).

Tous ces types de déviation, auxquels on peut ramener tous les autres, s'observent tant chez les primipares que chez les multipares ; mais, à quelques exceptions près, on ne les rencontre généralement que dans les derniers mois de la grossesse, et en particulier nous n'avons jamais observé le dernier mode *d* du troisième type qu'au huitième et surtout au neuvième mois de la gestation.

Il y a donc une coïncidence manifeste entre les déviations de la ligne brune et l'âge de la grossesse, par conséquent avec la hauteur et les déviations mêmes de l'utérus gravide. Il est vraisemblable que celui-ci entraîne les tissus sus-jacents et provoque des tiraillements inégaux du derme, ainsi que les déformations de la ligne brune.

Malgré nos recherches, nous n'avons trouvé aucune relation entre chacune des présentations du fœtus et un type déterminé de déviation linéaire. Il ne nous a guère semblé qu'il existât de déviations spéciales correspondant soit à la grossesse multiple, soit à l'hydramnios.

8° **Modifications d'intensité**. — Avant de passer à un autre ordre d'idées, voyons si la ligne est sujette à subir des modifications plus ou moins rapides pendant la gestation. Écoutons Cormack à ce sujet :

Il s'agit d'une femme « qui était menacée d'avortement au septième mois ou, en tout cas, qui avait un écoulement coloré venant du vagin avec des douleurs dans le bas-ventre. A cette époque, on voyait la ligne comme un trait jaune sale ; mais le troisième ou dernier jour pendant lequel se produisit l'écoulement, on vit une ligne bleu foncé très distincte, s'étendant depuis le pubis à quelques pouces de l'ombilic. Le jour suivant, elle devint beaucoup plus foncée, puis s'affadit rapidement, et en une semaine elle disparut complètement. Quatre semaines après l'époque où l'écoulement eut lieu, celui-ci se reproduisit, bien qu'en très faible quantité : la ligne reparut pendant deux jours.

« Deux jours avant la délivrance, aucune ligne ne put être perçue, et pas la moindre trace n'en apparut avant le troisième jour après la délivrance où on la voyait très légèrement ; le huitième jour, elle fut bien marquée et demeura telle pendant une semaine au bout de laquelle elle disparut rapidement... »

Cette observation de Cormack est quelque peu surprenante ! La ligne bleue en question n'était vraisemblablement qu'une des veines tégumenteuses qui sillonnent la paroi abdominale, car il est impossible que la pigmentation puisse donner lieu à une semblable méprise.

Quant aux apparitions et aux disparitions successives et si rapides de la ligne brune, c'est un phénomène qu'aucune observation clinique ne corrobore et dont il est, par suite, permis de douter. Il faut donc encore ici mettre sur le compte du mauvais éclairage des salles, dans lesquelles Cormack a dû pratiquer ses examens, les erreurs d'appréciation qu'il a pu commettre. La comparaison journalière des lignes brunes que nous observions avec notre échelle de teintes nous a convaincu de ce que nous avançons à cet égard. Jamais, en tout cas, nous n'avons constaté de modification, de disparition et de réapparition de ligne brune au cours de la grossesse, et nous n'avons jamais pu être témoin que d'un accroissement lent et progressif de la pigmentation.

9° **Influence des maladies sur la ligne brune**. — *a*) Albumi-nurie. — L'albuminurie ne modifie en rien la pigmentation qui nous occupe, soit en l'exagérant, soit en la supprimant. D'ailleurs, nous n'avons pas encore vu qu'une néphrite chronique apportât quelque modification au degré pigmentaire de la ligne abdominale, même en dehors de la gestation.

b) Syphilis. — On sait que cette maladie produit des hyper-chromies spéciales, des roséoles, des syphilides pigmentaires du cou, du tronc, etc., et l'on pourrait croire logiquement que cette hypertrophie du pigment porte également sur la ligne brune. Il n'en est rien. Et, bien que les femmes syphilisées soient susceptibles de présenter, au cours de leur grossesse, de véritables mélanodermies généralisées, la ligne brune ne subit aucun accroissement d'intensité du fait de la syphilis. Mais voici ce qu'on observe : ou bien la ligne brune se comporte chez les syphilitiques comme chez les autres femmes enceintes ; ou bien la femme présente une mélanodermie généralisée, et la ligne brune augmente de largeur de façon à confondre ses bords avec les plaques pigmentaires voisines. Dans ce cas, on le comprend, la ligne brune acquiert des proportions exceptionnelles. Mais cette même hypertrophie pigmentaire ayant été observée également et aussi fréquemment sur des femmes chez lesquelles on n'a pu relever aucune trace de syphilis, le rôle de cette maladie dans la pigmentation de la ligne médiane reste encore très problématique.

c) Tuberculose. — La tuberculose est, de tous les états patho-

logiques, celui qui a la plus grande influence sur la ligne abdominale, et nous avons vu des lignes relativement intenses,
même dans les cinq premiers mois de la grossesse, chez certaines femmes au teint dit vénitien.

Il est vrai que leur aménorrhée était antérieure à leur grossesse ; mais on sait aussi que l'hypertrophie pigmentaire est
fréquente chez les tuberculeux. On ne s'étonnera donc pas si la
ligne brune déjà si foncée dans la grossesse acquiert parfois
encore un degré supérieur de pigmentation dans les cas de tuberculose puerpérale. Cependant, l'influence de la tuberculose est
loin d'être constante.

d) Autres états pathologiques. — Quant aux autres états
pathologiques que nous avons pu observer au cours de la grossesse (appendicite, cardiopathies, etc.), ils ne nous ont guère
paru modifier la ligne en quoi que ce soit.

Les vomissements dits incoercibles, de même que les accès
éclamptiques, n'exagèrent ni ne diminuent la pigmentation de la
ligne blanche. L'auto-intoxication gravidique, si considérable
qu'elle soit, en effet, n'a aucune influence sur la ligne brune.

10° **Préjugés.** — On a prétendu se servir des différents aspects
que peut offrir la ligne brune pour diagnostiquer le sexe du fœtus
« in utero », c'est-à-dire bien avant la naissance.

Voici ce que Hohl, professeur extraordinaire à l'Université
de Halle, écrivait en effet en 1836 :

« Une femme est le plus souvent enceinte d'un fœtus mâle,
quand sa coloration reste tout à fait naturelle, excepté peut-être
là où elle est quelque peu modifiée par quelques taches brunes
sur le front et autour de la bouche ; quand la ligne blanche
divise l'abdomen en deux moitiés par une ligne jaune brunâtre,
ou quand cet aspect fait entièrement défaut et que l'ombilic conserve sa coloration habituelle. D'autre part, elle est enceinte
d'un fœtus du sexe féminin quand la coloration de la face est
généralement modifiée ; quand elle a l'aspect d'une malade souffrant d'une maladie de foie ; quand les taches se voient sur le

front comme des éphélides s'étendant sur les ailes du nez et formant un cercle autour de la bouche, ou simplement limité au bord de la lèvre supérieure, ou quand ces taches apparaissent distinctement seulement à l'un ou quelques-uns des points ci-dessus mentionnés. La ligne blanche est ici d'une coloration brun clair ou jaunâtre et apparaît plus large que dans l'autre cas ; l'ombilic et son voisinage immédiat sont aussi généralement plus colorés que quand elle est enceinte d'un fœtus mâle. »

En opposition avec cette opinion, il existe aujourd'hui un préjugé populaire d'après lequel l'existence d'une ligne brune très vigoureuse présage le contraire de ce que croyait Hohl. Une femme devient-elle enceinte : « Observez-vous, lui dit une de ses amies, et voyez s'il ne vous vient pas une raie sur le milieu du ventre. Si la ligne est très noire et monte très haut, vous aurez un garçon. »

Une malade de l'hôpital Beaujon nous affirmait que plus que jamais elle était convaincue de la véracité de ce préjugé, d'autant qu'elle avait eu, disait-elle, « six fois une ligne brune noire comme de l'encre et six garçons » !

Le fait valait bien que nous nous en occupions, car le problème du diagnostic du sexe de l'enfant avant la naissance a de tout temps passionné et passionnera toujours le peuple aussi bien que le monde scientifique. En 1879, Dauzats a résumé les nombreux travaux parus sur ce sujet.

Nous apportons ici une conclusion absolument négative aux deux préjugés de Hohl et du peuple. En ce qui concerne Hohl, rien ne justifie son opinion, elle ne repose sur aucun fondement, aucun fait clinique.

Quant au préjugé si répandu actuellement dans le peuple, voici sur quoi il repose : d'une part, 94 p. 100 des femmes, avons-nous dit, ont la ligne blanche pigmentée aux environs du terme de leur grossesse ; or, d'autre part, on sait qu'il naît toujours plus de garçons que de filles. Il n'est donc pas étonnant que le peuple ait vu coïncider plus souvent l'existence de la ligne brune avec la naissance d'un garçon. Mais au lieu de conclure à la simple coexistence de deux faits sans relation l'un avec l'autre, il conclut à un rapport direct entre eux.

Quant à nous, nos investigations spéciales sur ce point ne nous ont permis d'aboutir à aucun résultat sérieux.

CHAPITRE V

La ligne brune après l'expulsion du fœtus.

Après l'accouchement, on pourrait croire qu'avec la suppression de la cause qui l'a produite, la ligne brune va disparaître : eh bien, il n'en est rien. Et tout au contraire la pigmentation s'exagère encore du fait de l'expulsion du fœtus.

Nous ne sommes d'ailleurs pas le premier à constater ce phénomène, et voici ce qu'écrit Turner à ce sujet :

« Immédiatement après l'écoulement du liquide amniotique quand il est abondant ou, quand il y en a peu, après l'expulsion du fœtus, la ligne devient très visiblement plus brune. »

Cormack, lui aussi, avait fait cette remarque : « Je dois faire observer, dit-il, que chez deux femmes brunes, j'avais remarqué que la ligne qui, dans un premier examen, était seulement jaune sale, devint dans la suite noire comme de l'encre, la surface entière de l'abdomen prenant en même temps un aspect terne. Le premier de ces examens fut pratiqué le troisième jour et le second examen le dixième jour après la délivrance. Les autres cas furent examinés le deuxième jour, et aucune ligne ne put être trouvée ; le cinquième jour, la ligne était comme un trait jaunâtre ; le onzième et le quinzième jour, elle fut notée comme une ligne très nette. Un des 31 cas fut observé en plein travail : on voyait alors la ligne, mais difficilement. Mon ami qui s'occupait de cette femme, m'informa qu'il voyait la ligne quelques jours après distinctement... »

Il est facile de se convaincre de la véracité de ce fait. Pendant le travail, la ligne brune semble demeurer ce qu'elle était vers la fin de la grossesse ; et, si elle subit une modification, celle-ci est vraiment trop minime pour être encore perçue. Les examens comparatifs que nous avons pratiqués chez les mêmes femmes au cours de la grossesse et pendant le travail ne nous ont pas permis d'aboutir à une conclusion nette et positive.

Mais il en est autrement après l'accouchement. Il ne faut cependant pas croire que l'hypertrophie pigmentaire soit telle qu'on puisse la constater immédiatement après l'expulsion du fœtus : ce n'est guère que trois ou quatre jours après que l'on peut être témoin de la différence qui existe entre le degré de la pigmentation avant le travail et celui de la pigmentation post partum.

Cette remarque n'est ni arbitraire, ni subjective, et c'est notre méthode d'observation pratiquée avec notre échelle de teintes qui nous a absolument convaincu de ce fait : ni Turner, ni Cormack ne se sont trompés à cet égard.

Ainsi donc, l'expulsion du fœtus ne marque pas le terme de l'accroissement de la ligne abdominale ; celle-ci devient plus foncée encore après l'accouchement et certaines lignes brunes qu'on soupçonnait plutôt qu'on ne les voyait avant le travail, sont susceptibles de devenir plus visibles après l'expulsion du fœtus : de sorte que le terme de la grossesse peut rendre apparente une trace de ligne sus-ombilicale chez des femmes qui n'en présentaient pas avant l'accouchement.

Après l'expulsion du fœtus où la ligne brune atteint son maximum d'intensité, nous avons trouvé que sur 276 femmes, 243 (en majorité des primipares) avaient une ligne brune qui se prolongeait au-dessus de l'ombilic ; 12 (en majorité des multipares) n'avaient qu'une ligne sous-ombilicale ; 3 n'avaient qu'une aréole ombilicale ; enfin, chez les 18 dernières, nous n'avons pu relever aucune trace de pigmentation de la ligne blanche (ces femmes étaient en majeure partie soit des blondes, soit des grandes multipares, soit des femmes très grasses).

Dans chacune de ces diverses catégories d'accouchées, nous

avons trouvé des brunes aussi bien que des blondes ; car nous voulons encore insister sur ce fait que même au terme de la grossesse, il est des femmes très brunes dont la ligne blanche n'est nullement pigmentée et il est au contraire des femmes blondes dont la ligne brune, très vigoureuse, se prolonge presque jusqu'à l'appendice xiphoïde.

Est-il cependant nécessaire que la grossesse aille jusqu'à terme pour que l'hypertrophie pigmentaire se produise après l'expulsion du fœtus ?

Si nous envisageons l'intensité et la vigueur de la ligne, nous répondrons négativement à cette question.

Mais si nous considérons son étendue, nous voyons que jusqu'à une certaine époque de la grossesse la femme qui avorte n'a pas de ligne sus-ombilicale.

Cormack a rapporté des observations d'avortement au cours des quatrième, cinquième et sixième mois chez des primipares où, dit-il, « la ligne était plus distincte le sixième et le huitième jour après l'avortement ». Mais l'auteur ne nous dit nullement que la ligne ait alors dépassé l'ombilic. Au contraire, il fait remarquer que dans un cas d'accouchement prématuré au septième mois, « la ligne abdominale était très foncée et s'étendait du pubis au cartilage ensiforme ».

Ce n'est, il est vrai, qu'à partir du septième mois que nous avons vu se dessiner une ligne pigmentaire sus-ombilicale chez les primipares ; mais on conçoit fort bien, comme nous l'avons indiqué dans le précédent chapitre, qu'il y ait des cas où la ligne brune se montre d'une étendue considérable chez certaines multipares qui avortent au cours des premiers mois de la gestation.

Ces cas, nous le répétons, sont ceux où la nouvelle grossesse a surpris l'ancienne ligne brune au cours de sa régression et où le pigment sus-ombilical existait encore dans l'épiderme, avant que l'utérus redevienne gravide, mais en quantité insuffisante pour être perçue à travers les couches superficielles de la peau.

On voit donc que dans les cas d'accouchement prématuré l'étendue de la ligne brune est proportionnelle à l'intensité et à la vigueur de la pigmentation ou mieux à la quantité de pigment qui constitue la ligne ombilico-pubienne. Celle-ci commence toujours à se renforcer et à devenir plus foncée avant de s'étendre au-dessus de la cicatrice ombilicale, et le segment sus-ombilical n'est pour elle qu'un troisième degré dans son développement, l'aréole ombilicale constituant le second.

Dès lors, l'avortement qui se produit aux premiers mois de la grossesse ne donne généralement de coup de fouet qu'à une pigmentation ombilico-pubienne trop récente et encore trop pâle pour pouvoir la prolonger au-dessus de l'ombilic.

Quoi qu'il en soit, l'expulsion du fœtus agit toujours de la même manière, et qu'il s'agisse d'avortement, d'accouchement prématuré ou d'accouchement à terme, l'interruption de la grossesse provoque l'exagération de la pigmentation médiane au point de vue de son intensité et de sa vigueur. Quant à son prolongement au-dessus de l'ombilic, tout dépend de l'état de la ligne ombilico-pubienne au moment où la grossesse prend fin.

Le renforcement de la pigmentation après l'expulsion du fœtus est probablement dû à ce que l'utérus, en revenant sur lui-même, permet aussi aux parties constituantes de la paroi abdominale, préalablement distendue, de se resserrer et de rapprocher ainsi les grains pigmentaires épars et éloignés les uns des autres. C'est de cette façon que l'expulsion du fœtus rend plus apparente une coloration que l'écartement des tissus rendait pâle et peu visible.

CHAPITRE VI

Régression de la ligne brune.

Lorsque la ligne brune a acquis son maximum de développement, que devient-elle ?

Elle disparaît, disent généralement les auteurs. Vers quelle époque ?

« Je crois, a écrit Turner, que c'est dans le deuxième mois qui suit l'accouchement. Je l'ai vue dans un et même cas, environ quinze jours après l'accouchement ; plus pâle, un mois après ; et à la fin du deuxième mois, elle avait complètement disparu. Dans un autre cas, je la trouvai nettement en train de s'effacer entre la cinquième et la sixième semaine après la délivrance ; et dans un autre cas où je l'avais vue très distinctement marquée, immédiatement après l'accouchement, j'eus l'occasion d'examiner l'abdomen neuf semaines après, et la ligne avait complètement disparu. »

Cette opinion, que Turner ne formule d'ailleurs que sous forme de croyance, est loin d'être conforme à la vérité.

Les observations démontrent, en effet, que la ligne brune ne disparaît pas aussi rapidement et que souvent même elle persiste pendant tout le reste de la vie, comme les vergetures. Il s'agit de savoir dans quels cas elle s'efface et dans quels cas elle persiste.

Or, pour résoudre ce problème, il est nécessaire de faire plusieurs distinctions. Car la rapidité de régression de la ligne brune s'opère différemment ;

1° Chez les femmes qui ont accouché à terme et chez celles qui ont avorté ou accouché prématurément ;

2° Chez les brunes et chez les blondes ;

3° Chez les primipares et chez les multipares ;

4° Chez les femmes qui nourrissent et chez celles qui n'allaitent pas ;

5° Selon le siège du pigment linéaire, soit au-dessus, soit au-dessous de l'ombilic.

Terme de la grossesse, teint de la femme, parité, allaitement et siège de la pigmentation sont autant de facteurs qui jouent un rôle important dans la régression de la ligne brune.

Les femmes dont la grossesse ne va pas jusqu'à terme et qui, par suite, ne laissent pas à leur ligne abdominale le temps de brunir et d'atteindre son maximum d'intensité, voient naturellement leur faible pigmentation médiane disparaître assez rapidement. Il est impossible d'en fixer ici, même approximativement, l'époque, car, on le comprend, la rapidité de la disparition de la ligne est d'abord subordonnée à la quantité de pigment qui la constitue et qui doit être éliminé, au moment où la grossesse est interrompue. Il est évident qu'une ligne très pâle et peu vigoureuse, chez une femme ordinairement bien réglée, qui avorte au cinquième mois par exemple, s'effacera dans un délai beaucoup plus court que la ligne très foncée d'une femme qui n'aura expulsé son fœtus qu'au bout du 9e mois.

A plus forte raison si la parturiente est blonde. Car nous avons vu que les blondes ont une ligne généralement moins foncée que les brunes. Il y a cependant des exceptions à cette règle, et l'on voit parfois certaines femmes très brunes dont la ligne entre rapidement en régression, alors que des blondes gardent toute leur vie la trace de leur ancienne pigmentation abdominale.

A quoi cela tient-il ?

C'est qu'il est une fonction dont l'influence s'exerce sur la ligne brune, dont l'importance est de beaucoup la plus considérable et dont aussi les auteurs n'ont jamais tenu compte.

En effet, la régression pigmentaire s'opère plus ou moins rapi dement selon que la femme allaite ou n'allaite pas son enfant, la ligne brune s'atténuant d'autant moins vite que la mère est nourrice.

L'explication de ce fait est des plus simples. On sait que, d'une part, les femmes qui ne nourrissent pas voient reparaître la fonction des ovaires vers la 6e ou 7e semaine qui suit l'expulsion du fœtus; et que, d'autre part, l'allaitement retarde l'apparition de l'ovulation dans plus de la moitié des cas.

Mais tandis que la menstruation des primipares reparaît au cours de l'allaitement, il n'en est pas de même chez les multipares qui ne sont plus réglées tant qu'elles allaitent leur enfant.

Est-ce donc l'allaitement en lui-même qui retarde la régression pigmentaire ? Évidemment non, puisque malgré l'allaitement la ligne disparaît plus rapidement chez les primipares.

Ce qu'il faut incriminer ici, c'est l'aménorrhée. Si la ligne persiste davantage chez les multipares nourrices, c'est que chez celles-ci il y a aménorrhée; et il y a aménorrhée, parce qu'il y a allaitement.

Les primipares, elles, sont rarement parfaites nourrices. Leur retour des règles est plus précoce : plus rapidement aussi disparaît leur ligne brune.

Et c'est ainsi que l'allaitement met un frein à l'élimination du pigment abdominal, d'une manière tout à fait indirecte, chez les multipares en particulier, en retardant ou en supprimant la fonction ovarienne.

Donc, d'une part, une primipare très blonde qui expulse son fœtus avant terme, qui ne nourrit pas et qui est de suite bien réglée; d'autre part, une multipare très brune, qui expulse son enfant à terme, qui le nourrit longtemps et dont l'aménorrhée persiste pendant tout l'allaitement : tels sont les deux cas extrêmes qu'on peut mettre en opposition l'un avec l'autre. Dans le premier cas la ligne brune s'effacera très rapidement après l'expulsion du fœtus ; dans le second, la ligne persistera toujours.

Est-ce à dire que la pigmentation linéaire abdominale conservera l'intensité maxima qu'elle acquiert sitôt après l'accouchement, et cela tant que la menstruation ne sera pas rétablie ? Non, certes.

La ligne brune pâlit malgré tout, avec une extrême lenteur pendant que la femme allaite, jusqu'à ce qu'elle repasse dans sa décroissance par le même degré d'intensité jaune roussâtre ou sépia claire que nous lui avons vue chez les nullipares aménorrhéiques. Et désormais elle conservéra cet aspect, tant que la menstruation ne sera pas normalement rétablie depuis quelque temps déjà.

Il faut cependant observer que la ligne ombilico-pubienne ne se conduit pas de la même façon que la ligne sus-ombilicale. Généralement, on peut dire toujours, celle-ci disparaît avant celle-là.

Chez les primipares, la partie comprise entre l'ombilic et l'appendice xiphoïde s'atténue et s'efface, le plus souvent, dans les six mois qui suivent l'expulsion du fœtus. Il est moins fréquent d'en observer après ce laps de temps chez celles qui n'ont pas nourri leur enfant.

Mais la ligne sus-ombilicale peut persister davantage chez les multipares qui n'ont pas allaité, et nous avons quelquefois pu en observer dix mois et, dans un cas, dix-sept ans après l'accouchement, chez des femmes au teint très brun. Cependant nous considérons ce dernier cas comme une très rare exception, et généralement après huit mois la ligne sus-ombilicale se rencontre peu fréquemment chez les multipares qui ne nourrissent pas ; quant à la lenteur de sa régression chez les multipares qui allaitent, elle est proportionnelle à la durée de l'allaitement lui-même.

Quoi qu'il en soit, la ligne sus-ombilicale ne s'est dessinée que tardivement et, comme nous l'avons dit, toujours après la ligne ombilico-pubienne. Comme, par suite, elle est aussi très fine, très pâle, il n'est guère surprenant qu'elle soit aussi la première à disparaître.

La ligne ombilico-pubienne persiste donc toujours la dernière, que la femme allaite ou n'allaite pas, qu'elle soit brune ou blonde, peu importe.

Chez les primipares bien réglées, elle disparaît presque toujours dans les huit ou dix mois qui suivent l'expulsion du fœtus.

Chez les multipares bien ou mal réglées, sa durée est difficile à déterminer, car les différents facteurs que nous avons énumérés plus haut se combinent évidemment entre eux.

Indépendamment de l'influence qu'exerce sur la vitesse de sa régression le retour de la fonction ovarienne, la ligne persiste le plus fréquemment chez les multipares sous la forme d'une trace jaune pâle et peu marquée, ainsi qu'un tatouage atone. C'est-à-dire que chez les multipares il est très fréquent d'observer la régression incomplète de la ligne sous-ombilicale ; on l'observe, en effet, couramment encore vingt ou trente ans après l'accouchement à terme, même chez des blondes, le plus souvent chez les brunes.

De telle sorte qu'abstraction faite des vergetures dont l'abdomen peut être criblé, on pourrait dire d'une femme âgée qui présente une ligne ombilico-pubienne large, à bords nets, d'un jaune très pâle, et peu marqué : femme qui a eu des enfants, et qui probablement a nourri son dernier.

Cet aspect jaunâtre de la pigmentation linéaire persiste même après la ménopause, sans qu'on relève chez les femmes le moindre symptôme de maladie de l'appareil génital ou du système intestinal ; comme s'il y avait après la dernière grossesse insuffisance d'élimination du pigment accumulé dans la couche de Malpighi.

Il est impossible de ne pas remarquer ici que, même dans sa régression, la ligne brune n'a encore rien de commun avec la pigmentation mammaire,

Tandis que la pigmentation des seins conserve durant de longues années, quelquefois toujours, l'intensité et la vigueur de coloration acquises, la ligne brune, elle, disparaît, ou, lorsqu'elle persiste, s'atténue dans de notables proportions. Et les grandes multipares qui nourrissent leur enfant ont les seins très pigmentés, mais n'ont plus de ligne brune ; quelquefois, rarement il est vrai, elles n'ont que la trace de leur ancienne pigmentation ombilico-pubienne. Donc, ni dans le début, ni dans le développement, ni dans l'atténuation ou la disparition du pigment, nous ne constatons le moindre parallélisme ou la plus minime analogie entre la ligne brune abdominale et la pigmentation des seins. Encore une fois, ce sont deux pigmentations absolument indépendantes ; nous croyons l'avoir maintenant suffisamment démontré, au cours de ce travail.

Nous venons de voir que la pigmentation ombilico-pubienne ne s'atténue en somme qu'au bout d'un temps relativement très long. Mais il y a une circonstance qui peut en activer la disparition, c'est la desquamation de l'épiderme abdominal.

Dans sa lettre à Cormack de 1875, Turner en cite l'exemple suivant :

« Le 23 octobre 1875, écrit-il, visitant avec le Dr Dyce Duckworth ses salles de l'hôpital Saint-Barthélemy de Londres, je vis un cas de pigmentation puerpérale de l'aréole mammaire et de la ligne médiane abdominale. Dans cette dernière région, il y avait un phénomène que je n'avais jamais observé auparavant en pareil cas : une disparition progressive de la pigmentation par desquamation écaillée (by flaky desquamation).

« Une autre circonstance intéressante dans ce cas était la nature probablement embolique de la pneumonie pour laquelle la malade était admise à l'hôpital. Le Dr Dyce Duckworth eut l'amabilité de me donner quelques notes sur ce cas remarquable, dont voici un court résumé :

« Sarah S..., âgée de 20 ans, fut admise à l'hôpital le 25 mai 1875,
« ayant accouché de son premier enfant environ un mois aupa-

« ravant, c'est-à-dire le 27 avril. Elle était, au moment de son
« admission,{très affaiblie et très anémiée. Elle avait une
« pneumonie du lobe inférieur du poumon gauche.

« Les deux jambes étaient œdématiées. Sur la ligne médiane,
« il y avait une large ligne de pigmentation très brune, et les
« aréoles des deux mamelons étaient aussi de couleur noire. La
« maladie de la femme datait de quinze jours après sa délivrance.
« Elle n'observa la pigmentation qu'une semaine plus tard.
« Le 3 octobre, il fut noté que la pigmentation pâlissait.

« A cette date, on remarqua que des écailles se détachaient
« sur la ligne médiane de l'abdomen ! »

De notre côté, nous avons observé plusieurs cas analogues à
celui dont parle Turner. Et nous avons remarqué que fréquemment la peau abdominale desquamait lorsqu'elle avait été antérieurement le siège d'une pigmentation très accusée.

Il s'agissait, dans l'un de ces cas, d'une femme de 38 ans,
châtain et tertipare, dont les enfants sont toujours nés à terme.
Elle ne les a jamais nourris.

Au neuvième mois de sa dernière grossesse, et peu de jours
avant son accouchement, nous avons eu l'occasion de l'examiner.

Les seins étaient peu foncés ; elle avait une ligne sous-ombilicale très vigoureuse, de couleur marron. Cette ligne, large de
0,006 millim. environ, s'élargissait près de l'ombilic, au niveau
duquel elle se divisait en deux branches qui contournaient la
cicatrice, de manière à se rejoindre à son bord supérieur et se
continuer par un filet de couleur sépia, très fin, qui se perdait
graduellement à quatre travers de doigt environ au-dessous de
l'appendice xiphoïde. La peau abdominale était en même temps
bronzée.

Nous avons revu cette même femme quatre mois après son
accouchement. Elle n'allaitait pas son troisième enfant et ses
règles n'avaient pas encore reparu. Ses seins avaient gardé le
même degré de coloration que nous avions noté au neuvième

mois de la grossesse, et malgré les quatre mois qui nous séparaient de l'accouchement, sa ligne brune était presque aussi foncée que le jour de notre premier examen.

Mais l'abdomen était le siège d'une desquamation générale et tout l'épiderme abdominal tombait par lambeaux.

Nous rappelant alors l'observation de Turner, nous avons pensé qu'un bain et un savonnage prolongé à la brosse pouvaient, en détachant toutes ces écailles épidermiques, sinon effacer totalement la pigmentation linéaire, du moins en activer notablement la régression.

La malade a bien voulu se soumettre à cette expérience, et le lendemain nous avons constaté que, loin d'être encore de couleur marron, sa ligne brune était devenue d'un jaune très pâle ; bref, elle avait perdu les trois quarts de l'intensité qu'elle présentait vingt-quatre heures auparavant.

Nous avions déjà fait cette expérience sur d'autres femmes et le résultat a toujours été identique.

Cela prouve que l'élimination du pigment linéaire peut être activée dans des proportions considérables par une friction prolongée qui, d'une part, favorise la circulation et qui, d'autre part, produit un décapage artificiel de l'épiderme d'une innocuité indiscutable.

D'ailleurs, ne peut-on pas rapprocher de ce fait un autre que P. Dubois citait dans la *Gazette des hôpitaux* du 9 mars 1841 et qui se rapporte à la coloration du mamelon ?

« La coloration du mamelon, dit-il,... dépend d'un dépôt noirâtre, d'une sorte de pigmentum qui finit par être résorbé quelque temps après l'accouchement. Une femme accouchée à la clinique présentait ce phénomène à un très haut degré. Chez elle, l'auréole était d'un noir brun très foncé. Cette coloration commença à disparaître vers le troisième mois qui suivit l'accouchement. L'auréole alors était recouverte de petites écailles noirâtres qui laissaient apercevoir, quand on les enlevait, la matière pigmenteuse. »

Nous ne prétendons cependant pas que le pigment s'élimine toujours ainsi, car dans l'immense majorité des cas, on ne constate pas la plus faible apparence de desquamation. Nous voulons seulement montrer que ce mode d'élimination par desquamation se présente quelquefois et que les faits que nous venons de signaler ne sont peut-être que l'exagération de ce qui se passe le plus souvent en petit et d'une manière inappréciable.

On s'est demandé si la ligne brune ne persistait pas spécialement chez les femmes qui ont une complication post partum et si elle ne devenait pas alors symptomatique d'un affection utérine consécutive à l'accouchement.

Au cours de nos investigations, nous avons, il est vrai, rencontré certaines femmes dont la ligne, considérablement pâlie et n'ayant jamais l'intensité qu'elle présente aux environs du terme de la grossesse, coïncidait avec des irrégularités menstruelles : aménorrhée, dysménorrhée, etc. Mais nous en avons observé bien davantage encore dont la ligne persistait bien des années après l'accouchement et qui ne présentaient aucun symptôme de maladie quelle qu'elle soit et quel qu'en fût le siège.

C'est là même le fait qu'on observe le plus fréquemment. Nous n'en donnons que peu d'observations, car il est inutile d'insister sur un fait dont nos recherches nous ont montré la fréquence en même temps que la banalité.

Après la ménopause, la ligne persiste encore et toujours avec la même apparence jaunâtre. L'âge critique, en effet, ne modifie en rien cet aspect atone que nous avons déjà décrit.

CHAPITRE VII

La ligne brune dans les cas de tumeurs.

Le fait d'avoir rencontré la ligne brune dans les derniers mois de la grossesse, alors que l'abdomen est très distendu, avait amené Turner à penser que les tumeurs abdominales pouvaient peut-être donner lieu à la même pigmentation de la ligne blanche.

Le hasard lui fit observer un homme qui avait une ascite si considérable que son ventre semblait contenir « un corps dur », et, pour donner une idée de l'énorme dimension qu'avait acquise l'abdomen, Turner indique que « la circonférence de la poitrine, juste au-dessous du cartilage ensiforme où atteint la partie la plus élevée de la masse malade, était de 31 pouces 1/8, tandis que celle de l'abdomen sous l'ombilic, où la distension était le plus considérable, était de 52 pouces ». Malgré cela, Turner n'a pu trouver « la plus petite trace de ligne brune sur aucune partie du milieu de l'abdomen ».

Et de cette seule et unique observation d'un homme ayant de l'ascite, Turner tire cette conclusion générale :

« La simple distension de l'abdomen, quelque considérable et de quelque durée qu'elle soit, et si rapidement ou si progressivement qu'elle se produise, ne donnera pas naissance au signe en question ; et je suis, ajoute-t-il, par suite disposé à considérer la ligne brune comme le signe de la présence du fœtus dans l'utérus, ou d'un accouchement récent, comme l'aréole mammaire. »

D'après tout ce que nous avons dit de la ligne brune en dehors de l'état de puerpéralité, en particulier chez les nullipares, on comprend ce qu'une telle conclusion a d'exagéré et, par suite, d'erroné.

De son côté, Montgomery affirmait avoir rencontré la ligne abdominale « chez une femme qui avait une tumeur ovarienne et un gros foie ».

Il est regrettable que l'auteur n'ait guère jugé utile de donner quelques détails sur ce dernier cas. Nous ne pouvons donc en tirer de sages conclusions, attendu que les éléments les plus importants nous manquent pour juger de la valeur de ce signe, en pareille circonstance. Cette femme, en effet, avait-elle été enceinte autrefois ? Avait-elle, en ce cas, nourri son enfant ? Était-elle mal réglée ? Autant de questions sur lesquelles Montgomery ne donne aucun renseignement.

En somme, il n'existe pas dans la littérature médicale d'observations probantes et irréfutables de ligne brune exclusivement due à une tumeur quelconque.

Et cependant Pajot se faisait l'écho de l'opinion contraire lorsque, dans un de ses articles sur « les causes d'erreur dans le diagnostic de la grossesse » publiés dans le *Bulletin général de thérapeutique médicale et chirurgicale* de 1874, il refusait de prêter une trop grande attention à la pigmentation qui nous occupe, « attendu, disait-il, qu'elle se rencontre avec certaines tumeurs de la matrice et des ovaires ».

Quelle est donc la vérité ? La ligne brune apparaît-elle dans les cas de tumeurs des organes génitaux ?

Nous présentons 20 observations de malades ayant des tumeurs abdominales, et dont l'analyse jette une pleine lumière sur la question.

Voici d'abord plusieurs femmes ayant des fibromes utérins de grosseurs variées. On constate que, bien réglées autrefois, elles sont maintenant sujettes à des hémorrhagies plus ou moins fréquentes, de telle sorte qu'elles ne distinguent plus ce qui appartient, chez elles, à la menstruation de ce qui constitue des pertes anormales de sang. Ces malades n'ont pas de ligne brune.

En voici d'autres qui ont aussi l'utérus fibromateux; mais celles-là sont enceintes, et chez elles la ligne brune apparaît avec le même aspect de coloration, d'intensité, de vigueur, etc. que chez les femmes enceintes dont l'utérus n'est le siège d'aucune tumeur.

La pigmentation se conduit donc ici uniquement comme dans la grossesse et sans que le pigment soit exagéré ou diminué par la présence d'une tumeur greffée sur l'utérus gravide.

Il en est de même après l'expulsion du fœtus où la ligne brune suit sa régression selon les lois que nous avons exposées dans le précédent chapitre, et sans que les tumeurs fibreuses influent en quoi que ce soit sur l'élimination du pigment médian de l'abdomen.

Le kyste de l'ovaire n'a pas non plus d'influence sur la pigmentation de la ligne blanche des femmes en état de puer-péralité.

Et cependant, ne voit-on pas des nullipares même, dont le kyste ovarien coexiste avec la ligne brune ?

Oui, et nous en présentons des observations. Mais ce sont des femmes dont la menstruation n'est pas normale : elles sont dysménorrhéiques, voire même aménorrhéiques, et comme telles, on le sait maintenant, elles ont droit à la ligne brune. Et c'est uniquement parce que leur menstruation est troublée qu'elles ont le raphé abdominal bruni.

La preuve de notre assertion réside dans ce fait que les nullipares dont un des ovaires est kystique et qui malgré cela sont normalement réglées, n'ont pas la ligne médiane pigmentée.

En résumé, les tumeurs fibreuses de l'utérus, les tumeurs kystiques des ovaires, etc., n'exercent aucune influence directe sur la pigmentation médiane. Et chaque fois que dans les cas de tumeurs des organes génitaux la ligne blanche se pigmente, c'est qu'il existe un trouble quelconque de la menstruation.

Ce n'est donc pas la tumeur qui provoque la ligne brune, mais plutôt la dysménorrhée ou l'aménorrhée qui l'accompagne;

et là où la tumeur respecte la fonction ovarienne, la ligne médiane reste blanche.

Dès lors nous sommes autorisé à conclure que les tumeurs ne causent la pigmentation de la ligne blanche que quand elles provoquent l'arrêt ou un trouble de la menstruation.

Nous n'avons d'ailleurs pas trouvé un seul cas de tumeur des organes génitaux qui soit une exception à cette loi.

Voilà pourquoi nous pensons que la malade dont parle Montgomery et qui avait « une tumeur ovarienne et un gros foie », n'avait la ligne médiane brunie que parce qu'elle était probablement mal réglée ; peut-être même ne l'était-elle plus depuis quelque temps déjà.

Au nombre des observations de ligne brune relevées dans les cas de tumeurs, nous avons placé à dessein celle d'une jeune femme âgée de 25 ans, atteinte de mal de Pott (obs. CCCCXVII).

Cette femme, primipare, est de couleur châtain, et bien qu'elle ait accouché prématurément à sept mois, il y a cinq ans, la ligne qu'elle porte entre le pubis et l'ombilic, loin d'être disparue ou de n'exister qu'à l'état de vestige, est de couleur sépia. Elle est très nette, très régulière ; nul doute alors que ce ne soit plus là une ancienne ligne de grossesse, mais bien une ligne due à un état pathologique actuel.

Cette malade, en effet, a présenté une véritable tumeur abdominale formée par un abcès par congestion assez considérable dont le siège était dans la fosse iliaque droite. Trois fois cet abcès a été ponctionné et aujourd'hui, la pression exercée dans cette région suscite encore de la douleur, douleur qui se réveille également chaque fois que la menstruation a lieu.

Voilà donc un cas où la ligne n'est plus due à une tumeur des organes génitaux. Est-elle due alors à l'abcès par congestion ? Peut-être. Et, bien que celui-ci ait été il y a quelque temps déjà plusieurs fois ponctionné, la douleur éprouvée encore aujourd'hui par la malade, en cette région, indique que tout phénomène inflammatoire est loin d'être complètement éteint.

Mais il est trois choses qui justifient bien davantage la pigmentation médiane de cette malade : c'est d'abord qu'elle a une tuberculose localisée, son mal de Pott ; puis ses époques sont très rapprochées les unes des autres, elle est réglée presque deux fois par mois, et nous avons vu que la menstruation profuse coïncide souvent avec la ligne brune. Enfin ses règles sont douloureuses et c'est encore un droit de plus à la ligne brune.

Quelle part dans l'étiologie de la pigmentation faut-il donc attribuer à cet abcès par congestion dont le siège s'est affirmé chaque fois dans la fosse iliaque droite, tout contre l'ovaire ? On le comprend, cette seule observation ne nous permet pas de le dire.

Quoi qu'il en soit, nous avons tenu à la faire figurer parmi les autres, afin qu'elle contribue aussi à jeter sa part de lumière sur la chromogénie de la ligne blanche.

En dehors des cas qui précèdent, nous avons observé d'autres cas de tumeurs non plus des organes génitaux, mais d'un des organes contenus dans la cavité abdominale, et toujours en ces cas la pigmentation faisait défaut.

Pas de ligne brune dans les cas d'ascite, si considérable qu'elle soit. Pas de ligne brune également dans les cas de kyste hydatique du foie. Pas de ligne brune dans les cas de tumeurs rénales et, d'une manière générale, pas de ligne brune lorsque la tumeur n'est pas de nature à entraver la fonction ovarienne.

Pour ces raisons, nous négligeons de faire figurer à la fin de ce travail toutes ces observations négatives. Il nous suffit de les indiquer et de rappeler que la loi que nous avons formulée ci-dessus, concernant le rôle indirect des tumeurs sur la pigmentation de la ligne blanche, reste toujours la même.

CHAPITRE VIII

La ligne brune chez l'homme.

Les auteurs des premiers travaux sur la ligne brune ne l'avaient d'abord observée que chez la femme, après l'expulsion du fœtus ; aussi étaient-ils logiquement tentés d'en attribuer la cause à un état physiologique ou pathologique des organes génitaux de la femme, lorsque en février 1844, Rose Cormack annonça que, outre les cas où il rencontrait cette pigmentation en dehors de la gestation, il venait de la trouver « chez les hommes souffrant de certaines affections pelviennes et des viscères abdominaux ».

Il est bien étonnant qu'il ne l'ait pas d'abord observée chez les garçons où elle est aussi fréquente que chez les petites filles.

Néanmoins, depuis la communication de Cormack, la première observation de ligne brune chez les garçons a été relevée par Turner, en juillet 1844, sur un enfant « qui, dit-il, souffrait de bronchite ; sa ligne sous-ombilicale semblait accompagner une irritation intestinale avec selles bilieuses profuses (probablement l'effet du calomel qui lui avait été administré en abondance) ; elle disparut quand l'irritation se calma ».

Quant à nous, le plus jeune garçon chez lequel nous ayons observé cette pigmentation était un enfant de trois mois qui avait la diarrhée verte. Il avait une ligne sous-ombilicale imperceptible, extrêmement pâle, très fine et comme légèrement tracée avec la pointe d'un crayon dermographique. Un mois et demi après, nous avons revu cet enfant guéri de sa diarrhée verte : la faible pigmentation médiane de l'abdomen avait disparu (obs. CCCCXXXII).

Malheureusement toutes les lignes que nous avons remarquées n'ont pas évolué avec cette même précision. De plus, chez les garçons comme chez les filles, la pigmentation médiane existe souvent dans des cas où il est impossible de constater la coexistence d'un état pathologique bien caractéristique et susceptible de la justifier.

Cependant, il faut noter que les cas où la ligne brune est inexplicable, pour l'instant du moins, sont ceux où le plus souvent elle est aussi le plus pâle et le moins accentuée.

Au contraire, la ligne brune apparaît plus vigoureuse, elle prend une couleur plus foncée dans certains cas de tuberculose générale ou localisée, de fièvre typhoïde et en général d'affection intestinale. Elle se conduit donc chez les garçons de la même manière que chez les filles, et les remarques que nous avons déjà formulées à propos de la bacillose et des lésions intestinales sont également applicables aux garçons sans restriction aucune.

De même aussi la ligne brune revêt un caractère d'intensité particulière au moment de la puberté. En effet, les garçons de 14 à 18 ans environ ont souvent, sans cause apparente, la ligne médiane pigmentée et d'un jaune roussâtre ou fauve, tout comme les petites filles qui approchent du moment où va se produire la première hémorrhagie cataméniale.

A cet âge, en effet, la pigmentation de la ligne blanche est très fréquente ; elle existe même en dehors de tout état pathologique ; elle ne trouve alors sa justification que dans un phénomène physiologique qui se produirait à ce moment comme chez les filles, tel qu'une congestion prolongée du bassin, par exemple.

Nous n'en présentons aucune observation, car le fait s'observe si fréquemment qu'il est inutile d'accroître le nombre de nos observations, déjà trop considérable.

Nous n'insisterons donc pas davantage sur ce point, à propos duquel nous serions d'ailleurs obligé de renouveler les remarques que nous avons faites au chapitre de *La ligne brune chez les filles avant la puberté*, toutes réflexions s'appliquant d'ailleurs identiquement au sexe masculin.

Cependant, qu'il nous soit permis d'attirer l'attention sur un fait que nous n'avons observé que très rarement en dehors de la gestation.

On sait maintenant que dans les deux ou trois derniers mois de la grossesse, la ligne brune, primitivement ombilico-pubienne, contourne l'ombilic et se prolonge au-dessus, vers l'appendice xiphoïde, en un filet mince et terne. Longtemps nous avions cru que cette ligne sus-ombilicale ne se rencontrait que dans l'état de puerpéralité, et nous avions été autorisé à adopter cette opinion par ce fait que nous ne l'avions jamais rencontrée ailleurs, bien que nous ayons déjà observé plusieurs centaines de lignes brunes en dehors de la gestation.

Aussi, grand fut notre étonnement de l'observer d'abord chez un garçon de 15 ans (obs. CCCCL).

C'était un malade au teint brun, qui avait une ostéomyélite du fémur en même temps qu'un abcès froid dont le foyer principal siégeait sous la quatrième côte droite. Ce malade, dont la face était couverte de nombreuses taches de rousseur, avait une ligne ombilico-pubienne de couleur sépia, assez vigoureuse, aussi remarquable même que la ligne brune des nullipares aménor-rhéiques, et de 3 millim. de largeur.

L'ombilic était entouré d'une aréole pigmentaire de même intensité, et au-dessus on voyait une ligne très fine, impercep-tible, qui montait jusqu'à l'appendice xiphoïde même.

Il est vrai, son teint brun, ainsi que ses nombreuses taches de rousseur nous le montrent comme un prédisposé à la pigmen-tation. De plus, sa constitution, son tempérament, son abcès froid, etc., nous le signalent comme un bacillaire. Mais cela ne suffit pas ; et pour nous expliquer la prolongation de la ligne au-dessus de la cicatrice ombilicale, nous avons recherché à quelle époque pouvait remonter le début de l'état de ce malade. Bien que nous n'ayons pu obtenir de renseignement précis, nous avons appris cependant qu'il y avait déjà de longs mois que ce garçon n'était pas bien portant.

Ce qui confirme la façon dont nous interprétons ce phénomène, c'est l'observation CCCCLI, dont le malade qui en est l'objet avait une ébauche de ligne sus-ombilicale, et dont la diarrhée . durait depuis deux ans déjà.

Ceci revient à dire que le temps est un facteur indispensable à la production de la ligne sus-ombilicale et que chez les enfants, ' comme chez les femmes enceintes, la ligne sus-ombilicale n'est apparue que lorsque la ligne ombilico-pubienne était déjà constituée et avait revêtu un caractère d'intensité exceptionnelle.

. La pigmentation sus-ombilicale est donc bien en rapport avec l'âge même de la ligne sus-ombilicale, dont elle n'est que le prolongement tardif.

Quoi qu'il en soit, l'existence d'une véritable ligne pubo-xiphoïdienne doit être considérée comme un fait très rare chez les malades du sexe masculin.

Après la puberté, la ligne brune disparaît chez l'homme bien portant, pour ne persister ou n'apparaître que dans les cas identiques à ceux que nous avons signalés chez les filles et les garçons au cours des chapitres précédents.

Voici, en effet, les 8 observations de malades sur lesquels Cormack observa la ligne brune ; nous leur laissons le dispositif que leur a donné l'auteur :

NOM	TEINT	OBSERVATION DE LA LIGNE	OBSERVATIONS PARTICULIÈRES
1. — A. Stewart, 18 ans.	Cheveux bruns noirâtres, yeux bleus.	On voyait une ligne distincte pendant plusieurs jours, quand les symptômes locaux étaient aigus.	Fièvre ; gonorrhée. Douleur dans la région vésicale.
2. — J. 'Connor, 47 ans.	Cheveux gris et yeux bleus.	Le 6e jour, on voyait une faible ligne ; plus pâle le 7e, elle disparut le 8e. On la revit encore le 14e jour et elle disparut le 16e.	Fièvre. Cet homme a eu de la diarrhée pendant 8 jours, avant la 1re observation de cette ligne.
3. — W. Robinson, 35 ans.	Cheveux noirs et yeux foncés.	Le 12e jour, une ligne pâle apparut, ainsi que les 13e et 14e jours.	Fièvre. Il n'y avait aucune douleur ou distension abdominale quand la ligne était visible. Elle apparut avec la diarrhée.
4. — B. Sparrow, 27 ans.	Brun.	Ligne distincte, apparaissant et disparaissant suivant les différents symptômes.	La cause de son admission à l'hôpital fut la faiblesse qu'il ressentait après avoir eu une grande attaque de dysenterie. Il avait aussi une pleurésie chronique.
5. — J. Dawson, 15 ans.	Cheveux bruns et yeux foncés.	Le 16 janvier, il se plaignit d'une violente douleur dans la région vésicale, aggravée par la plus légère pression, et d'une brûlure à la miction. Ceci m'amena à examiner l'abdomen et à chercher la ligne. Je la trouvai aussi nette que je l'avais toujours vue chez la femme.	Fièvre. La ligne fut pour la 1re fois recherchée et vue le 9e jour de la maladie. Le cas, qui menace de devenir grave, est actuellement en traitement.
6. — J. Stevenson, 36 ans.	Cheveux et yeux bruns.	Le 16 janvier, le malade avait de la constipation et du malaise abdominal, lorsqu'une ligne distincte, bien que peu foncée, apparut.	Phtisie avancée avec cavernes. Encore à l'hôpital.
7. — Robert Menzies, 14 ans.	Cheveux bruns noirâtres et teint brun.	Vers le 19 janvier, 5e jour de la « rechute », il se plaignit de douleur dans la région vésicale et de miction pénible. A l'examen, le pénis fut trouvé en état de priapisme. On voyait une ligne brune très nette entre le pubis et l'ombilic. Quelques jours auparavant, à l'examen de l'abdomen, on n'avait pas observé de ligne brune.	Fièvre.
8. — Jos. Flannaghan, 17 ans.	Cheveux bruns, yeux verts clairs, teint florissant.	Le 16 janvier, s'étant plaint d'une violente douleur abdominale, on rechercha la ligne, mais on ne la trouva pas. Le jour suivant, comme il avait une certaine distension gazeuse de l'abdomen, bien que la douleur fût moins vive, une ligne distincte apparut.	Fièvre typhoïde cave exanthème typhique.

On le voit, il s'agit, dans ce tableau, de malades chez lesquels prédominait un état pathologique de l'intestin où de l'appareil urinaire.

Mais, à la vérité, la ligne brune apparaît et disparaît aux yeux de Cormack avec une singulière rapidité ! On nous pardonnera notre scepticisme à cet égard quand on saura que jamais nous n'avons pu observer une seule fois, en plus de 1,000 observations, la mobilité pigmentaire que croit avoir remarquée Cormack dans les 8 seuls cas qu'on vient de lire !

La ligne brune, aussi bien chez l'homme que chez la femme, et quelle qu'en soit l'origine, n'apparaît qu'à la longue et ne disparaît qu'au bout d'un temps relativement prolongé.

Cela dit, examinons les cas où nous avons noté à notre tour l'existence de la pigmentation de la ligne blanche chez l'homme, à partir de l'âge de 16 ans.

La ligne brune, d'abord, est moins fréquente chez l'homme que chez les femmes et les enfants, et il faut en examiner un grand nombre pour trouver seulement quelques cas de pigmentation linéaire.

A quoi cela tient-il ? Il semble que ce soit à l'existence fréquente des poils sur la ligne médiane. Dans les cas, en effet, où une lésion de l'intestin, du péritoine, etc., devrait produire la ligne brune, celle-ci fait défaut si le raphé médian de l'abdomen est couvert de poils, ceux-ci excluant toute pigmentation linéaire.

Dans l'espoir, donc, d'observer une quantité plus considérable de lignes brunes, nous avons fait des recherches dans le service du professeur Guyon.

Contrairement à nos prévisions, aucun des hommes atteints de maladies vésicales, même depuis un certain temps déjà, n'avait de pigmentation de la ligne médiane ; il en est de même des prostatiques et des malades atteints de néphrite, de blennorrhagie, de chancre syphilitique et de bubon.

Aussi n'interprétons-nous pas comme Cormack ses première, cinquième et septième observations, d'autant que ces cas, où l'auteur incrimine un état pathologique d'un point de l'appareil urinaire comme cause de la ligne brune, sont précisément ceux où les malades qui en sont porteurs sont aussi les moins âgés.

Il s'agit, en effet, de jeunes gens de 14, 15 et 18 ans, tous par conséquent aux environs de la puberté. Or, la ligne brune est loin d'être rare à cette époque de la vie et nous avons vu qu'il est, au contraire, très fréquent de l'observer à ce moment sans qu'il soit possible de lui découvrir une cause pathologique.

Ce ne sont donc probablement ni la gonococcie, ni les lésions vésicales qui étaient la cause de leur pigmentation ; mais plutôt les phénomènes physiologiques hyperhémiques qui doivent avoir probablement lieu chez les jeunes gens, à cette époque critique de leur vie, absolument comme chez les jeunes filles.

Chez l'homme, la ligne brune se rencontre surtout chez les malades qui ont un état pathologique de l'intestin (fièvre typhoïde, constipation ou diarrhée chroniques), ou bien encore chez les malades atteints de péritonite tuberculeuse et généralement de tuberculose générale ou localisée. C'est surtout dans la tuberculose, en effet, que la ligne brune se montre plus intense et plus vigoureuse.

Nous avons aussi rencontré la pigmentation ombilico-pubienne chez un homme âgé de 25 ans, atteint de cirrhose hypertrophique biliaire et dont le foie débordait de quatre travers de doigt le rebord des fausses côtes ; sa ligne était d'un jaune grisâtre, très marquée, et cet homme ne se plaignait de rien d'anormal, disait-il, du côté du tube digestif. Mais nous avons vu d'autres malades atteints de cirrhose soit biliaire, soit veineuse et nous ne leur avons pas trouvé la plus petite trace de ligne sous-ombilicale lorsqu'il n'existait pas en même temps chez eux de la constipation, par exemple. Aussi, ce cas nous est-il resté inexpliqué.

Même absence de pigmentation médiane chez les grands ictériques.

En résumé, il est commun d'observer la ligne brune chez les

malades du sexe masculin. Mais encore ici toutes les lignes brunes que l'on rencontre sont loin de présenter toujours l'intensité particulière qu'elle revêt dans les cas d'affection intestinale chronique, de péritonite et de tuberculose locale ou généralisée, ainsi qu'au moment de la puberté.

En un mot, la ligne brune est identiquement chez l'homme ce qu'elle est chez l'enfant et chez la femme en dehors de l'état de puerpéralité.

Que dire des cas où la ligne souvent pâle et peu marquée, quelquefois plus vigoureuse, existe sans cause appréciable ?

Nous l'avons vue, en effet, se dessiner dans des cas où sa vigueur coïncidait franchement, plutôt qu'elle ne coexistait, avec des états spéciaux et bien déterminés : il faut donc en conclure que là où la ligne est inexplicable, elle n'en a pas moins pour cause une circonstance physiologique ou pathologique dont les malades ne se rendent pas compte eux-mêmes et que l'état actuel de la science ne nous permet pas encore de dévoiler autrement en clinique.

CHAPITRE IX

La ligne brune au point de vue pratique.

La ligne brune peut-elle être de quelque utilité en clinique et en médecine légale ?

Bien qu'il soit difficile de tirer une conclusion pratique de l'existence d'un signe qui se montre sous des aspects si divers et se rencontre au cours d'états si multiples, il est cependant des cas où cette hyperchromie locale fournit en clinique des notions parfois assez précises. Nous allons essayer de les mettre en lumière.

Chez un sujet bien portant de 14 ou 15 ans, la ligne qui devient vigoureuse et bien marquée, fauve ou bistrée, constitue un signe de puberté au même titre que le développement des poils sur le pubis et dans les aisselles. En particulier chez les filles, elle présage l'approche du jour où doit avoir lieu la première hémorrhagie cataméniale.

Mais lorsqu'elle existe très pâle et peu accentuée chez les malades des deux sexes et de tout âge, nous nous refusons à lui reconnaître quelque importance pratique en clinique, car elle n'est alors parfois que le signe d'une phlegmasie cachée, dont le malade ne se plaint nullement et qu'il est impossible de reconnaître.

Il n'en est pas de même lorsque la ligne apparaît avec une vigueur particulière chez les petites filles, les petits garçons, ou bien encore chez l'homme.

Dans ces cas, le médecin qui l'observe doit se livrer à des investigations spéciales sur l'état et le fonctionnement des

organes contenus dans la cavité abdominale. Souvent il consta-
tera une phlegmasie de l'intestin (constipation, diarrhée, etc.),
ou bien une tuberculose générale ou même localisée en un
point quelconque de l'organisme (carreau, mal de Pott, péritonite
tuberculeuse, coxalgie, etc.).

Chez les nullipares, après la puberté, l'existence de la ligne
brune signifie presque toujours : aménorrhée, dysménorrhée
ou menstruation profuse ; et c'est surtout dans les cas
d'aménorrhée que la pigmentation ombilico-pubienne devient un
signe clinique de valeur. Souvent, en effet, l'absence de la ligne
brune nous a signalé certaines femmes comme normalement
menstruées, qui affirmaient être toujours mal réglées : un
interrogatoire plus minutieux leur a fait avouer que ce qu'elles
considéraient comme anormal dans leurs époques n'était qu'un
simple retard de quelques jours.

Chez la primipare, aux premiers mois de la grossesse, la pigmentation ne diffère généralement pas de celle des nullipares
aménorrhéiques ; aussi, jusqu'au cinquième mois environ, la
ligne brune ne peut-elle guère encore signifier « grossesse ».

Mais lorsque la pigmentation linéaire brunit, lorsqu'elle prend
une teinte sépia foncée, marron, etc., alors, plus de doute : la
ligne brune seule, et à l'exclusion de tout autre signe, signifie
que la femme est enceinte.

En un mot, il n'est pas d'état pathologique quel qu'il soit,
susceptible de provoquer une pigmentation médiane aussi
accusée, aussi vigoureuse que l'état de gestation. Aussi, lorsqu'elle revêt une vigueur exceptionnelle, une couleur très brune
et une largeur de 5 et 6 millim. et au delà, la ligne brune
devient-elle pathognomonique de la présence d'un fœtus dans
l'utérus.

Mais, dira-t-on, point n'est nécessaire de se servir de la ligne
brune pour diagnostiquer la grossesse : l'hypertrophie de
l'utérus, le ballottement vaginal, l'auscultation fœtale, les mou-
vements actifs perçus par l'accoucheur, etc., sont autant de

signes bien plus certains. Nous répondrons que nous n'avons pas la prétention de substituer à tous ces signes pathognomoniques un symptôme de moindre valeur. Nous voulons seulement faire connaître que la ligne brune peut, elle aussi, aider au diagnostic de grossesse dans les cas où les signes de certitude font défaut.

Les exemples ne manquent pas, en effet, dans l'histoire de la chirurgie, où le bistouri marchant à la rencontre d'une tumeur fibreuse ou autre, a seulement trouvé un utérus gravide.

On n'a donc pas le droit de négliger le moindre signe sous prétexte qu'on en dispose d'autres plus sûrs. Chaque symptôme a sa valeur, si minime qu'elle soit; et dans les cas où l'on hésiterait entre une tumeur et l'état de gestation, l'existence d'une ligne très brune plaidera en faveur de cette dernière alternative.

Voilà pour l'intensité de la pigmentation. Mais une ligne ombilico-pubienne très foncée qui contourne l'ombilic pour se prolonger en une ligne sus-ombilicale, quelquefois ombilico-xiphoïdienne, implique une idée de plus que l'idée de gestation. Elle signifie que la primipare se trouve dans les trois derniers mois de sa grossesse. En d'autres termes, la ligne sus-ombilicale indique que la femme enceinte est dans son septième mois au moins.

Nous n'en dirons pas autant cependant de la même ligne brune chez une multipare, à moins toutefois que ses grossesses précédentes se soient toujours interrompues dans les premiers mois, auquel cas la ligne blanche se pigmente comme chez une primipare, ainsi que nous l'avons signalé en étudiant la ligne brune dans l'état de puerpéralité.

Après l'expulsion du fœtus, ce que nous avons dit de la ligne brune acquiert une grande importance au point de vue médico-légal.

Dans son livre sur *Le mariage* (1900), le professeur Brouardel dit que « la coloration brune de la ligne blanche et des mamelons n'a pas de valeur médico-légale ».

Aujourd'hui, après l'étude détaillée que nous avons faite de la pigmentation médiane, nous prétendons établir désormais le contraire.

« La ligne brune n'a pas de valeur médico-légale » : Pourquoi cela? Parce qu'elle se rencontre en dehors de la gestation. C'est vrai, mais non pas sous le même aspect, on le sait maintenant.

En dehors de la gestation, la ligne est toujours relativement pâle, sa couleur ne dépasse jamais le jaune fauve ou bistré, ou la teinte sépia clair, même chez les nullipares dont l'aménorrhée dure depuis des années. Dans ces cas même, la ligne ombilico-pubienne ne se prolonge pas au-dessus de l'ombilic. Les exceptions sont si rares et constituent d'ailleurs des cas où la ligne sus-ombilicale est si pâle, si imperceptible à côté de ce qu'elle est chez la femme enceinte, que vraiment la comparaison n'est guère possible.

Et alors même qu'elle serait possible en tant que ligne sus-ombilicale, jamais l'intensité de la ligne brune n'a eu d'égale chez la femme aux environs du terme de la grossesse, c'est-à-dire avant et surtout deux ou trois jours après l'expulsion du fœtus.

Aussi la conclusion pratique que nous sommes autorisé à déduire des considérations qui précèdent est la suivante :

Femme dont la peau abdominale est exempte de vergetures, dont l'utérus ne semble pas hypertrophié, dont les seins ne sont pas pigmentés, dont la face est indemne d'éphélides et de tout masque, mais qui présente une ligne ombilico-pubienne très brune, de couleur sépia foncé, marron ou chocolat, se prolongeant au-dessus de l'ombilic par une ligne également foncée : femme qui a été enceinte et qui a récemment accouché.

Voilà dans quelles conditions la ligne brune a son utilité pratique en médecine légale. A plus forte raison évidemment la notion fournie par une telle ligne brune sera-t-elle plus rigoureuse si elle se trouve contrôlée par d'autres symptômes. Mais nous avons voulu montrer par cet exemple que la ligne suffisait à elle seule par sa propre intensité, par sa largeur et son étendue exceptionnelles pour prouver, à l'exclusion même de tout examen pratiqué au palper et au toucher, qu'une femme a été enceinte et a expulsé son fœtus à une époque encore relativement récente.

A une époque plus éloignée de l'accouchement à terme, la ligne brune disparaît ou s'atténue dans de notables proportions, et cette atténuation d'intensité emporte avec elle l'utilité pratique de la ligne brune en médecine légale.

En clinique cependant, une ligne jaunâtre, pâle, à bords nets et large de 0,005 à 0,006 millim. existant sur l'abdomen d'une femme toujours bien réglée, est souvent l'indice que cette femme a eu au moins un enfant et que sa grossesse a probablement été à terme.

On sait, en effet, que la ligne ombilico-pubienne, dans les cas d'avortement, n'a pas eu le temps de brunir et de se développer; elle est donc imperceptible, peu accentuée; comme telle aussi elle disparaît plus rapidement sans laisser de trace.

En dehors des cas précis et de ceux-là seuls que nous avons signalés dans ce chapitre, il serait téméraire, à notre avis, d'attribuer une trop grande importance à la ligne brune en médecine légale.

CHAPITRE X

Essai de chromogénie.

Vouloir expliquer la ligne brune, c'est entreprendre un problème assez complexe. C'est vouloir résoudre maintes questions fort controversées encore à l'heure actuelle et par cela même des plus obscures. Car il ne sera possible d'exposer une chromogénie exacte de la ligne blanche que le jour où l'on aura d'abord résolu deux questions primordiales :

1º L'origine du pigment,

2º Le mécanisme de la pigmentation,

problèmes qui sont eux-mêmes la synthèse d'une infinité d'autres.

Sans avoir la prétention de trancher ici toutes ces questions, du moins pouvons-nous rechercher s'il est possible de donner une explication satisfaisante pour l'instant de l'hyperchromie locale qui fait l'objet de ce travail.

En somme, que voyons-nous ? D'une part, une pigmentation qui revêt toujours le même aspect dans les mêmes circonstances, qui se localise toujours au même endroit. D'autre part, cette pigmentation n'apparaît que lorsqu'il existe un état spécial de l'intestin, du péritoine ou de la menstruation, etc.

Nous constatons donc deux choses : l'effet d'abord, la cause ensuite.

Mais entre ces deux points extrêmes, quels sont les anneaux qui forment la chaîne dont nous tenons les deux bouts ? En d'autres termes, d'où vient ce pigment ? Pourquoi et comment apparaît-il sur la ligne médiane chaque fois qu'il existe une des causes énumérées dans cette étude et uniquement dans ces circonstances ? C'est ce que nous allons étudier.

* *

Si l'on examine une coupe de peau à l'état normal, on trouve du pigment dans les cellules de la couche génératrice de l'épiderme ; c'est là qu'il est le plus abondant. On en voit un peu moins dans les cellules qui constituent le corps muqueux de Malpighi ; on n'en trouve presque plus dans le « stratum granulosum » renfermant l'éléïdine. Le pigment existe-t-il dans les couches superficielles de l'épiderme ? Blaschko, en 1891, en a vu dans les cellules les plus superficielles ; Carnot l'a en vain cherché dans les squames de scarlatine.

Dans le derme, au milieu du feutrage de faisceaux conjonctifs et de fibres élastiques, on voit, d'une part, des cellules contenant du pigment, d'autre part, des granulations libres situées parallèlement aux vaisseaux.

La peau de l'homme est donc, jusqu'à un certain point, pigmentée à l'état normal. La preuve, c'est que si elle se colore davantage au cours de certaine maladie, elle peut aussi se décolorer totalement dans le vitiligo.

Certains auteurs pensent que le pigment épidermique y est amené par des cellules migratrices venant du derme.

Entre les cellules épidermiques pigmentées, il en est d'étoilées et de rameuses, signalées en 1841 par Simon, puis par Remack, que Kodis, Jarish, Kromayer et Audry considèrent comme des cellules du derme. Kölliker, Halpern, Caspary, Hermann et Karg ont vu d'autre part des cellules conjonctives envoyer des prolongements intercellulaires dans l'épiderme ; d'autre part, certaines d'entre elles ayant pénétré entièrement dans l'épiderme même.

En opposition avec ceux qui précèdent, certains auteurs, et avec eux Cordua et Delépine, ont montré qu'il pouvait exister du pigment dans l'épiderme sans qu'on en trouve pour cela dans le derme. Le pigment peut donc naître sur place dans l'épiderme.

Enfin, entre les deux théories précédentes a pris place une troisième : la théorie autochtone du pigment, soutenue par Recklinghausen, Waldeyer et Metsching, et d'après laquelle le pigment naît aussi bien dans le derme que dans l'épiderme.

Quelle que soit la valeur respective de ces trois théories, elles ne nous expliquent qu'une seule chose, c'est que le pigment peut être transporté par les cellules ou bien naître sur place dans le derme ou dans l'épiderme. Mais elles ne justifient pas la production de pigment coïncidant toujours en clinique avec un état ou un fonctionnement spécial d'un point de l'organisme.

A l'état normal, le pigment ne se forme pas sur la ligne blanche. C'est donc qu'à l'état pathologique ou dans une période physiologique, il se passe quelque chose de spécial dans les cellules du derme ou de l'épiderme qui favorise à ce moment seulement la production anormale de pigment, que la cellule est incapable de produire seule, en dehors de cet état.

Comme il arrive toujours, une des premières théories émises est la théorie nerveuse. Et cependant on n'ignore pas que le système nerveux intervient dans tous les phénomènes de l'organisme. Il explique tout et, par suite, il n'explique rien ; et, comme le dit le professeur Morat (de Lyon), « c'est bien un régulateur, mais il ne justifie pas ce qu'il règle ».

Néanmoins la théorie du sympathique a trouvé depuis longtemps de nombreux défenseurs. Il est vrai qu'elle s'appuie d'une part sur des observations cliniques, d'autre part sur le résultat d'expériences pratiquées sur les animaux.

On a constaté, en effet, et le phénomène est bien connu aujourd'hui, que certaines personnes subissaient en quelques minutes une décoloration des cheveux à la suite d'une émotion considérable (personnes brunes enterrées vivantes et ayant les cheveux blancs à l'ouverture du tombeau ; cipaye blanchissant devant le conseil de guerre prononçant sa condamnation ; pigmentation anormale chez des malades d'un nervosisme exagéré, ou bien chez des mélancoliques ou des hypocondriaques).

Les expériences pratiquées sur les animaux inférieurs ont également montré les rapports du système nerveux avec leurs colorations diverses (travaux de Milne-Edwards, de Paul Bert sur la coloration du caméléon ; expériences de Pouchet et de Vulpian sur les teintes diverses de la grenouille ; changement de coloration instantanée des poissons selon le milieu où on les place, etc.).

Mais il est nécessaire de rappeler que chez tous ces animaux sur lesquels ont été pratiquées ces expériences, il existe des cellules pigmentaires contractiles, dites chromatoblastes, dans lesquelles Leydig, Ehrmann, Schœbe et Lode ont vu pénétrer les nerfs en employant la méthode de l'or.

Retzius et Ballowitz ont également montré que chez les poissons, les chromatoblastes reçoivent des fibrilles en nombre variable, fibrilles qui elles-mêmes s'anastomosent les unes avec les autres, et qu'ainsi le chromatoblaste constitue une véritable plaque nerveuse terminale, susceptible de se contracter ou de s'épanouir sous la moindre excitation nerveuse.

S'appuyant sur les données qui précèdent, Raymond édifia sa théorie de la pigmentation à propos d'un addisonnien, en assimilant les corpuscules pigmentaires de l'homme à ceux des animaux inférieurs, et conclut que les uns comme les autres sont gouvernés par les nerfs.

« Il est facile, dit-il, de concevoir qu'une influence trophique, mise en jeu par un acte réflexe à point de départ variable, ou directement par la lésion d'un centre nerveux encore inconnu, ira provoquer l'hypertrophie générale ou partielle des cellules pigmentaires...

« Si cette hypothèse est exacte, la pigmentation de la maladie bronzée résulte d'une perturbation apportée dans la formation chromatique par une irritation du sympathique abdominal, qui retentit, par voie réflexe, sur le ou les centres nerveux préposés à la régulation de cette fonction.

« C'est sans doute par le même procédé que l'homme se pigmente sous l'influence de la radiation solaire, par acte réflexe comme le caméléon. Seulement, tandis que chez le caméléon, le changement est instantané et dû à un simple mouvement des chromoblastes, chez l'homme il est un peu plus long à se produire et semble plutôt dû à une hypergenèse pigmentaire. »

« .... L'état de gestation provoque dans l'organisme un grand nombre de réactions nerveuses qui ont pour point de départ les plexus utérins ; il n'est donc pas étonnant que l'on observe également des troubles dans l'innervation des chromoblastes, en même temps que les réflexes variés qui portent particulièrement sur la sphère du sympathique. »

Cette théorie nerveuse de Raymond est fort ingénieuse. Mais, existe-t-il des chromoblastes chez l'homme ? Non, on n'en a jamais vu. Alors, tout l'échafaudage de Raymond s'écroule.

Et supposons même que sa théorie fût justifiée pour la maladie d'Addison, en quoi s'appliquerait-elle à la ligne brune ? Y a-t-il pigmentation de la ligne blanche chez les addisonniens ? Point.

Le plexus solaire envoie, il est vrai, des filets nerveux aux viscères abdominaux ainsi qu'aux parois de l'abdomen ; des rameaux se rendent, il est vrai, aux différentes parties de l'intestin et du mésentère, aux capsules surrénales, à l'utérus et à l'ovaire ; et ainsi on peut, à l'exemple de Raymond, concevoir qu'une excitation partant de l'un de ces organes se réfléchisse du plexus solaire (centre nerveux abdominal) à la paroi abdominale pour produire le pigment. Mais d'autres rameaux partent aussi de ce même plexus solaire et vont innerver l'épididyme et le testicule chez l'homme, les reins, la rate et la partie inférieure de l'œsophage, le diaphragme et l'estomac ; et précisément aucun état pathologique de ces organes ne produit de ligne brune !

Comment admettre alors que certain réflexe à point de départ intestinal ou ovarien produise ce que ne peut produire le même réflexe passant par le même centre nerveux, s'il a pour point de départ l'estomac ou le testicule ?

De plus, s'il ne s'agissait que d'une excitation à produire, pourquoi un cancer ne produit-il pas la ligne brune ? Pour quelle raison un chancre syphilitique capable d'infecter tout l'organisme et siégeant sur le col de l'utérus, une ulcération profonde des organes génitaux externes, un fibrome utérin, une opération chirurgicale, l'hystérectomie vaginale elle-même ne provoquent-ils pas la ligne brune ?

L'hypothèse de Raymond est, on le voit, insoutenable et ne peut s'appliquer à notre sujet.

A la suite d'autopsies pratiquées dans les cas de maladie d'Addison, on avait incriminé l'état des capsules surrénales. Mais d'autres addisonniens ont montré à l'autopsie des capsules surrénales parfaitement intactes. Et d'ailleurs, on ne comprendrait pas que la pigmentation ombilico-pubienne fût provoquée par un état quelconque de ces organes. Faudrait-il donc admettre que chaque fois que la pigmentation de la ligne blanche a lieu, ces organes sont malades chez toutes les femmes enceintes, par exemple ? Et cependant, la grossesse n'est-elle pas un simple état physiologique ?

La théorie de Brown-Séquard, soutenue par Testelin et Duclos, s'effondre donc ici à son tour.

On s'est demandé si le pigment provenait d'une modification de la graisse, celle-ci offrant « une coloration jaune-brun, noirâtre, avec formation de particules libres ou agglomérées qui ont une teinte plus accusée et qui probablement chemine par l'intermédiaire des vaisseaux séreux jusque dans l'épiderme et ses dépendances, pour se localiser ensuite dans les éléments qui contiennent normalement du pigment. » (Léon Tripier, thèse Jeannin, 1869.)

Nous réfutons cette hypothèse en objectant que les eunuques sont généralement gras et blonds (Champneys). Et d'ailleurs, les femmes enceintes très grasses n'ont pas de ligne brune !

Est-ce une intoxication qui provoque l'apparition du pigment ? Si la teinte brune résultait d'une modification survenue dans la matière colorante du sang, le pigment se déposerait dans l'organisme tout entier. Or il ne se forme qu'en certains points déterminés ; il faut donc que cette modification n'ait lieu que sur place et en ces points. Pourquoi les toxines n'agiraient-elles alors exclusivement que sur la ligne blanche ?

D'autre part, les femmes enceintes qui subissent une auto-intoxication gravidique considérable et qui ont soit des vomissements incoercibles, soit des accès éclamptiques, devraient en ce cas avoir une ligne brune plus remarquable encore que les autres femmes, toutes circonstances égales d'ailleurs ; or, il n'en est absolument rien.

Nous sommes donc obligé d'abandonner également une théorie qui aurait pour base une intoxication quelconque et dont l'action sur la ligne blanche ne pourrait se justifier, à l'heure actuelle tout au moins.

Bref, aucune des théories ou hypothèses précédentes n'est satisfaisante pour le cas que nous envisageons.

*
* *

Or, si les cellules épithéliales ne peuvent par elles-mêmes produire du pigment, il faut donc que la matière colorante leur soit directement apportée. Par quel moyen ? Par le sang. « La plus grande abondance du pigment le long des vaisseaux parle en faveur de ses connexions intimes avec le contenu de ces vaisseaux. » (Retterer.)

Mais le globule sanguin lui-même n'abandonne pas, à l'état normal, sa matière colorante aux cellules. Il faut, en somme, qu'il soit placé pour cela dans une condition spéciale et bien déterminée qui ne se rencontre qu'au cours des états physiologiques ou pathologiques que nous avons reconnus être susceptibles de provoquer la ligne brune ; il faut, en un mot, qu'il y ait stase sanguine, stase qui ne se produit elle-même que lorsqu'un trouble, une gêne est apportée à la circulation périphérique.

C'est un fait déjà reconnu depuis longtemps que les taches

pigmentaires de l'épiderme ont leur siège constant au-dessus des endroits où le derme présente des vaisseaux dilatés et gonflés de sang. Les couches dermiques sus-jacentes à ces vaisseaux sont toujours imprégnées d'un pigment granuleux.

Dans son Traité de « pathologie et traitement des maladies de la peau » de 1891, Kaposi fait en effet remarquer que la pigmentation s'observe comme symptôme consécutif de processus antérieurs accompagnés d'hyperhémie et, par conséquent, inflammatoire ou néoplasique : « Tout afflux considérable et persistant de sang, dit-il, dans les vaisseaux papillaires comme pour les cas d'hyperhémie et d'inflammation aiguë et chronique ou de néoplasmes congestifs, détermine une apparition plus abondante de pigment dans la couche muqueuse et une pigmentation plus foncée de la peau... »

Telle est aussi l'opinion du professeur Dastre.

Ainsi s'expliqueraient le hâle de la face, de même que la pigmentation consécutive aux érythèmes solaires. Les névralgies, après avoir produit de la rougeur, amènent la pigmentation.

Le sinapisme, le vésicatoire, la teinture d'iode ne produisent également le pigment qu'après un appel prolongé de sang.

Le frottement, le corset, le faux-col, le grattage ne provoquent la pigmentation de la peau que par un mécanisme absolument analogue, le pigment n'apparaissant qu'au-dessus des points hyperhémiés et où il y a stase prolongée de sang. Et la preuve, c'est que les chlorotiques dont le nombre des hématies est diminué sont beaucoup moins sujets à ces pigmentations.

Les écoulements pathologiques des organes génitaux de certaines femmes produisent aussi une irritation, une phlegmasie locale, qui à son tour favorise la pigmentation de ces points.

La syphilide pigmentaire, pour certains auteurs allemands, ne serait que le reliquat d'une éruption cutanée, avant tout de la roséole, et de Mareff a vu dans la syphilis pigmentaire des lésions des vaisseaux du derme qui sont épaissis, parfois oblitérés.

La pigmentation particulière des femmes qui usent des chaufferettes, et qui siège uniquement aux points où s'est produit l'érythème calorique, est bien connue aujourd'hui.

Chez les tuberculeux, on observe des troubles de la circulation périphérique et le pigment n'apparaît qu'au troisième degré seulement de la phtisie pulmonaire, précisément au front, aux pommettes, etc..., points où au premier stade de la tuberculose on observe une rougeur caractéristique qui donne aux tuberculeux leur facies spécial. Et Jeannin, en 1869, n'a-t-il pas montré que ces masques pigmentaires faisaient souvent défaut chez les phtisiques dont la quantité d'hématies avait été diminuée par des accidents hémorrhagiques ?

La pigmentation existe dans l'intoxication saturnine chronique, à la face, au cou, aux épaules, aux organes génitaux, points où l'on observe précisément des éruptions cutanées, des érythèmes, de l'urticaire, des ulcérations, etc. Dans un cas particulier, Cheadle avait noté que la peau, avant d'être pigmentée, présentait une rougeur scarlatiniforme disparaissant sous la pression du doigt.

La mélanodermie qui accompagne la pellagre est toujours précédée d'érythème avec gonflement et démangeaison intense.

Nous pourrions multiplier ainsi les exemples où l'on observe en clinique la pigmentation en des points antérieurement hyperhémiés.

Mais dans les cas où la ligne brune apparaît, y a-t-il hyperhémie et trouble dans la circulation cutanée ? Examinons-le.

Au cours de la grossesse, il y a hyperactivité circulatoire : la circulation s'exagère dans les seins qui gonflent et se pigmentent. Les sinus utérins de la femme contiennent une grande quantité de sang ; la tension vasculaire s'exagère partout aux alentours : au périnée, qui se pigmente ; aux organes génitaux externes, à la vulve, qui se pigmente. Plus tard, l'utérus hypertrophié comprime les vaisseaux et gêne la circulation : la stase sanguine s'exagère petit à petit, la femme a des hémorrhoïdes, des varices de la vulve et des jambes ; la stase s'accentue même dans la paroi abdominale qui s'œdématie et l'on voit les cuisses acquérir parfois un certain degré de pigmentation, et la paroi abdominale se pigmenter.

Le processus semble donc le même. Le pigment apparaît dans la grossesse parce que la circulation est plus active, parce qu'aussi la menstruation est supprimée; parce qu'il y a stase sanguine, surtout dans la partie veineuse sous-ombilicale et, par conséquent, aussi dans la paroi abdominale.

Au moment de la puberté, les jeunes filles éprouvent de la pesanteur dans les lombes et dans le bassin; les régions inguinales sont sensibles et les besoins d'uriner fréquents.

« Des bouffées de chaleur, dit Dalché, leur montent à la face ; elles ont des vertiges, des palpitations, un peu d'oppression respiratoire, quelques nausées, des troubles dyspeptiques et de l'inappétence, des maux de tête, des frissons ; le pouls est plus fort et plus rapide. »

Elles sont parfois sujettes à des épistaxis. Ne sont-ce pas là des preuves suffisantes de l'existence de troubles circulatoires, d'une poussée sanguine localisée surtout dans le bassin et cette hypertension, cette stase sanguine se répercutent jusque dans la paroi abdominale.

Les jeunes filles réglées deux fois par mois, qui ont de véritables ménorrhagies, les doivent vraisemblablement à une hyperactivité ovarienne.

« Tantôt il s'agit d'hyperplasie sexuelle (Virchow) avec hypertrophie et hyperactivité ovarienne ; cette classe renferme sans doute beaucoup des hyperhémies ovariennes de Lawson Tait », et Dalché et Robin se sont demandé si cette hyperactivité ovarienne ne se bornait pas dans quelques cas à une hypersécrétion interne opposée à l'hypofonction à laquelle Spillmann et Étienne tendent à attribuer certaines chloroses aménorrhéiques.

« Tantôt il s'agit d'une hypoplasie sexuelle dont la conséquence est fréquemment la sténose du col utérin », qui a pour effet d'empêcher le sang de faire issue au dehors.

Nous nous trouvons donc, dans ces cas, en face d'une fluxion utéro-ovarienne non plus mensuelle, mais bi-mensuelle, et voilà comment le phénomène de stase consécutive s'observe ici encore comme précédemment.

Dans la dysménorrhée, les règles plus difficiles et plus longues à s'établir sont précédées de malaises, de sensations pelviennes inaccoutumées. « Chez d'autres malades, dit Dalché, la dysmé-norrhée est en rapport avec une vive congestion utéro-ovarienne » et nous retrouvons, par conséquent, la même répercussion sur les vaisseaux les plus voisins de la paroi abdominale.

Dans l'aménorrhée, les phénomènes diffèrent selon les cas. Certaines jeunes filles aménorrhéiques se plaignent de poussées congestives, de bouffées de chaleur, de migraines, de pesanteur dans les lombes et l'abdomen, tout comme chez les jeunes filles au moment de la puberté; mais l'hémorrhagie manque.

Dans ces cas l'hyperhémie existe à n'en pas douter, et la stase sanguine a lieu dans le bassin comme dans les cas précédents.

« Chez d'autres personnes les règles, au moment où elles coulaient déjà, dit Robin, ou allaient s'établir, s'arrêtent brusquement ; elles ne reviennent pas durant les trois ou quatre mois qui suivent : on a même cité des cas où la suppression a été définitive. Parfois une métrite aiguë, une congestion pelvienne, une phlegmasie péri-utérine se déclarent dès le début. Tantôt surviennent des accidents nerveux... Tantôt des poussées fluxionnaires se portent vers d'autres organes... Même lorsqu'il ne se manifeste aucune complication, aux époques consécutives correspondant au molimen qui n'aboutit pas, la femme éprouve de pénibles malaises, des coliques, des souffrances abdominales. »

Dans tous ces cas d'aménorrhée jadis appelée, à cause de cela, aménorrhée congestive, la phlegmasie utérine et péri-utérine est incontestable. Incontestable aussi, par conséquent, l'étendue de la poussée fluxionnaire et de la stase consécutive, jusque dans la paroi abdominale sus-jacente.

Dans la péritonite tuberculeuse qui, elle aussi, produit la ligne brune, les autopsies révèlent d'abord des adhérences intimes entre les viscères et la paroi abdominale. Un paquet de néo-membranes remplies de tubercules recouvre et masque l'intestin. « Parfois ces tissus néoformés sont grisâtres ou noirâtres ; on y trouve des pigments altérés d'origine hématique ; le sang lui-même provient de la rupture des néo-vaisseaux, à parois très fragiles, développés dans ces membranes. » (Bruhl.)

Ces fausses membranes, qui par leur abondance constituent ce qu'on appelle les gâteaux de la péritonite tuberculeuse, sont elles-mêmes formées de tissu embryonnaire renfermant des néo-vaisseaux.

Tel est le processus hyperhémique qui se produit ici sous la paroi abdominale antérieure, à laquelle les gâteaux adhèrent, et qui explique la pigmentation.

Restent les troubles intestinaux.

La constipation chronique seule produit la ligne brune. C'est que la constipation provoque toute une série d'accidents. L'accumulation et la stagnation des scybales dans le petit bassin est l'origine de congestions hémorrhoïdaires intenses, avec le cortège symptomatique habituel des crises fluxionnaires de ce genre. Ces congestions d'abord intestinales, péri-intestinales ensuite, provoquent souvent la congestion de l'utérus ou des déviations de cet organe chez la femme, la congestion des plexus péri-prosta-tiques chez l'homme. On a même observé de l'œdème malléolaire dû à la compression des veines iliaques par le bol fécal. Et l'inflammation de la muqueuse intestinale aboutit le plus souvent à de la diarrhée. Il n'est guère étonnant que la phlegmasie péri-intestinale, ainsi que la stase sanguine due à la constipation chronique portent leur répercussion sur le système circulatoire environnant, de la paroi abdominale voisine en particulier.

Même hyperhémie péri-intestinale au cours de la diarrhée persistante où souvent les phénomènes d'hypersécrétion des glandes de Lieberkühn et de Brunner ne sont que le résultat d'une vaso-dilatation et d'une tension sanguine exagérée.

Dans la dysenterie : hyperhémie péri-intestinale succédant à l'inflammation ulcéreuse du gros intestin. A l'autopsie des malades morts de dysenterie ne trouve-t-on pas le péritoine hyperhémié ? l'intestin grêle complètement hyperhémié ? Bref, cette congestion a nécessairement son contre-coup dans la région circulatoire la plus proche et dans la paroi abdominale.

Dans la fièvre typhoïde : inflammation intestinale et péri-intestinale également. On a noté une distension très marquée des vaisseaux de l'intestin par le sang. Les parois vasculaires sont épaissies ; il y a même une véritable endartérite qui permet parfois à l'oblitération de s'accomplir.

En définitive, chaque fois qu'il y a pigmentation de la ligne blanche, on observe en clinique la coïncidence d'une cause susceptible de provoquer une stase sanguine ou une hyperhémie plus ou moins prolongée sous la paroi abdominale antérieure.

Mais s'il est vrai que dans tous les cas qui précèdent, l'état de la circulation soit tel qu'il puisse justifier une congestion abdominale, et nous croyons l'avoir suffisamment indiqué, pourquoi, dans ces conditions, le pigment se dépose-t-il de préférence sur la ligne médiane de l'abdomen ?

C'est que l'hyperhémie qui dans ces cas se produit sous la paroi provoque à son tour une stase sanguine dans les capillaires de la peau, et cette stase est d'autant plus accusée que les vaisseaux sont d'un calibre plus étroit.

« Le rétrécissement du calibre des vaisseaux, dit Kaposi, occasionne les stases et les hémorrhagies locales que l'on observe quelquefois et qui deviendraient ainsi la source du pigment. »

La pigmentation qui se produit au niveau des vergetures et dans les cicatrices opératoires n'a pas d'autre origine.

Les vergetures qui, on le sait, sont dues à des éraillures du derme par distension ont, lorsqu'elles viennent de se produire, une teinte rosée, parfois violacée ; en un mot, elles ont un aspect ecchymotique. D'après Troisier et Ménétrier (*Soc. de biologie,*

1887, et *Annales de gynécologie*, 1889, t. XXXI), la coloration
rouge des vergetures récentes tient très probablement à l'amin-
cissement de la peau qui rend plus apparent le réseau sanguin
superficiel, tandis que la décoloration ultérieure est sans doute
le résultat de l'oblitération progressive des vaisseaux étirés. Or
il est à noter que c'est aussi à ce moment que le pigment
apparaît au bord des vergetures.

Dans les cicatrices opératoires, la formation de nouvelles anses
capillaires très fines dans le tissu scléreux de réparation, favorise
également la formation du pigment à ce niveau. C'est donc surtout au niveau des cicatrices que le pigment se dépose.

Il en est de même pour la ligne blanche. F. Ahlfeld fait remarquer, en effet, « que la pigmentation des femmes enceintes n'apparaît pas en des lieux indéterminés, mais au contraire en certains
endroits toujours les mêmes, et tout particulièrement dans les
points où chez l'embryon s'est produite la fermeture de la cavité
du corps, et où pendant la grossesse se produit un afflux de
sang particulièrement intense produisant la stagnation sanguine.

« La première catégorie de régions où se dépose surtout le pigment se fait remarquer par un manque de capillaire et se rapproche du tissu cicatriciel. »

Telle est aussi l'opinion du professeur Dastre (communication
orale) qui a attiré notre attention sur ce que, en effet, la sec-
tion médiane de la paroi antérieure chez le chien, le chat, le
lapin, etc., n'était suivie d'aucune hémorrhagie, la ligne médiane
marquant la terminaison des capillaires.

La ligne blanche doit donc être considérée comme une cicatrice
embryonnaire et, comme telle, elle favorise le dépôt de pigment,
tout comme une cicatrice opératoire ou comme les vergetures de
la grossesse, ou encore les cicatrices que laissent après elles les
brûlures.

Ainsi la localisation du pigment sur la ligne blanche paraît
justifiée par l'embryologie, par la disposition anatomique des
capillaires, par la physiologie du système circulatoire et par les

états physiologiques ou pathologiques susceptibles de provoquer une hyperhémie prolongée ou répétée sous-jacente à cette région.

Mais lorsque le sang stagne dans les capillaires de la ligne blanche, il n'est pas en contact avec les cellules du derme, la paroi des vaisseaux l'en sépare.

Or, c'est là précisément que réside une des difficultés les plus considérables du problème. Il y a hyperhémie, c'est vrai, mais pour qu'il y ait pigmentation, il faut, selon M. Dastre, que le globule rouge, l'hémoglobine soit déversée hors du capillaire, autrement dit qu'il y ait rupture du vaisseau pour que le globule soit décomposé. En un mot, il faut qu'il y ait hémorrhagie.

Malheureusement l'étude anatomique ne permet pas de reconnaître d'infiltration de foyers hémorrhagiques sur la ligne médiane.

Et pourtant les Allemands ont trouvé des lésions des capillaires dans la syphilide pigmentaire (de Mareff). Riehl a trouvé dans un cas de maladie d'Addison une lésion des plus petits vaisseaux de la peau et des papilles, c'est-à-dire de l'adventice et de la membrane médiane, lésion qui avait accru leur perméabilité pour les corpuscules rouges du sang et qui rendait possible des hémorrhagies microscopiques.

Nothnagel également, fait dériver le pigment des corpuscules rouges du sang, mais lorsque ceux-ci ont traversé la paroi vasculaire altérée.

Mais pour Gussenbauer, on observe dans la pigmentation, d'abord un arrêt de la circulation dans les petits vaisseaux, ce qui provoque d'une part une ectasie des capillaires, d'autre part une stase complète du sang ; puis, lorsque cette stase est établie, il se produit, là où aura lieu la pigmentation, une dissolution de la matière colorante du sang. L'hématine, dissoute dans le plasma, quitte par transfusion les vaisseaux et se répand par diffusion dans les tissus environnants.

Mais malheureusement cette extravasation, cette dialyse de la matière colorante dissoute, constitue plutôt une hypothèse qu'une réalité bien démontrée.

Dans la *Revue médicale de la Suisse romande*, Demiéville admet également l'origine hématique du pigment, mais il fait aussi jouer un rôle à l'altération des vaisseaux. Pour lui, cette altération consiste en une infiltration de noyaux et de cellules dans l'adventice.

En résumé, presque tous les auteurs admettent que la matière colorante qui doit former le pigment vient du sang ; mais en dehors des hémorrhagies constatées et qui expliquent alors l'élaboration du pigment par les cellules, personne n'a pu assister à l'extravasation du globule rouge et par conséquent à son entrée en contact avec les cellules dermiques.

Cependant on peut admettre avec le professeur Morat (de Lyon) (communication orale), que tous les degrés existent dans le calibre des vaisseaux ; il n'est pas dit qu'alors les hémorrhagies puissent être toujours visibles. Il peut se faire que certaines hémorrhagies microscopiques se produisent et n'aient pas encore été constatées.

Peut-être aussi, dirons-nous, le processus hémorrhagique n'est-il pas indispensable pour que la matière colorante du sang sorte des vaisseaux ; la constitution histologique même des capillaires, la minceur de leur paroi, l'absence totale de toute tunique externe à leur niveau favorisent-elles peut-être la communication de l'hémoglobine avec les cellules conjonctives du derme ; et l'opinion suivant laquelle l'hémorrhagie est indispensable à la production du pigment n'est, elle-même, après tout qu'une hypothèse ; car on a constaté la production du pigment après les hémorrhagies, mais il n'est pas certain que ce processus soit le seul qui existe. Et d'ailleurs, Demiéville, Virchow et Cordua admettent qu'il est fort possible que la matière colorante du sang se répande par diffusion dans les cellules avoisinantes.

Quel que soit le processus suivant lequel la matière colorante sort des capillaires les plus fins de la ligne médiane de l'abdomen, son contact avec les cellules dermiques a lieu.

Dès lors, sous l'action du tissu conjonctif, la transformation de l'hématine en hématoporphyrine s'opère, et le pigment se constitue.

En somme, la succession des phénomènes qui produisent la ligne brune paraît la suivante :

1° État physiologique ou pathologique d'un organe très rapproché de la ligne médiane de la paroi antérieure de l'abdomen ;

2° Hyperhémie prolongée dans la paroi, consécutive à cet état ;

3° Stase sanguine prolongée dans les capillaires les plus fins de la paroi abdominale, surtout au niveau des cicatrices, et en particulier de la ligne blanche qui n'est qu'une cicatrice embryonnaire ;

4° Rupture ou constitution histologique des capillaires favorisant la mise en liberté de l'hémoglobine ;

5° Élaboration du pigment par transformation de l'hématine en hématoporphyrine, etc., par les cellules du derme ;

6° Transport du pigment dans la couche de Malpighi, si son élaboration n'a pas eu lieu dans le corps muqueux lui-même.

*
* *

L'ensemble de cette théorie paraît d'autant plus admissible qu'elle trouve sa vérification dans les observations négatives, c'est-à-dire celles où la ligne brune fait défaut.

En effet, chaque fois qu'une lésion ou bien un état physiologique déterminé n'est pas susceptible de provoquer une hyperhémie prolongée de la paroi abdominale antérieure et, par suite, une stase sanguine dans les capillaires de la ligne blanche, on constate l'absence de pigmentation de l'abdomen.

Voilà pourquoi on n'observe pas de ligne brune lorsqu'il existe une lésion des organes génitaux externes ; voilà pourquoi la ligne brune fait aussi défaut chaque fois que la lésion siège dans un organe trop éloigné de la ligne médiane, tel que le foie ou le rein, par exemple.

Une explication nous semble cependant nécessaire en ce qui

concerne le fibrome utérin. On peut se demander pourquoi les hémorrhagies qui l'accompagnent ne produisent pas de ligne brune, alors que la menstruation profuse la provoque.

Dans la menstruation profuse, il y a fluxion sanguine péri-utérine aussi bien que de l'organe utérin lui-même ; en ce cas l'hémorragie n'existe que parce que l'hyperhémie utéro-ovarienne qui la produit n'est elle-même due qu'à la congestion de tout le bassin. Il y a donc hyperhémie sous la ligne blanche.

Tandis que dans le cas de fibrome hémorrhagique, l'écoulement de sang n'est pas dû à une poussée sanguine du bassin. Il n'y a pas non plus phlegmasie péri-utérine. La métrorrhagie n'est due qu'à une rupture vasculaire de la muqueuse utérine, par suite de l'endométrite chronique.

Dans la menstruation profuse, l'hémorrhagie est active : elle a pour cause une hypertension vasculaire qui trouve sa répercussion jusque dans la paroi abdominale sus-jacente ; au contraire, dans le cas de fibrome, l'hémorrhagie est purement passive, elle se produit sans hypertension péri-utérine et sans qu'il y ait stase du sang dans les capillaires de la ligne blanche. Elle en favorise, au contraire, la détente.

Ceci nous amène à penser que dans les cas où cliniquement la ligne brune existe sans cause apparente, elle n'en est pas moins due à une stase dans les capillaires médians provoquée par une hyperhémie méconnue.

La pâleur de la ligne, ainsi que son peu d'étendue ne témoigneraient alors que de la faible intensité ainsi que du peu d'étendue de la congestion même qui en est cause.

Dans l'état de gestation, au contraire, où tous les phénomènes de stase sont poussés au paroxysme, la pigmentation très brune serait proportionnée à la congestion plus considérable des tissus eux-mêmes.

Et l'accroissement de l'utérus gravide étendrait d'autant la stase sanguine, ce qui expliquerait la production si fréquente de la ligne sus-ombilicale dans les deux derniers mois de la gestation.

Cette extension hyperhémique, qui se manifeste surtout par l'étendue en hauteur de la pigmentation médiane, finit par se produire aussi, à un stade plus avancé, sur l'abdomen tout entier, l'hypertension gagnant de proche en proche les capillaires situés au delà de la cicatrice médiane embryonnaire.

Il faut se demander pourquoi les primipares ont une ligne brune si accusée. Dans son *Traité du palper abdominal* le professeur Pinard a mis en lumière le rôle de la paroi abdominale dans l'engagement de la tête fœtale. C'est la tonicité et la résistance de cette paroi qui, chez les primipares, forcent l'utérus à descendre dans l'excavation pelvienne. La compression qui s'exerce de toutes parts sur l'utérus s'exerce aussi sur le système circulatoire. De sorte que les primipares réunissent toutes les conditions maxima susceptibles de produire la pigmentation médiane ; aussi n'est-il pas de cas où la ligne brune soit aussi foncée, aussi large et aussi étendue que chez elles.

Au contraire, chez les multipares, la paroi abdominale a été distendue par les grossesses antérieures ; la cavité est plus grande, l'utérus y est plus libre ; la circulation au niveau de la ligne médiane y est aussi moins gênée ; les conditions de stase sanguine dans les capillaires sont moins rigoureuses : dès lors la ligne brune n'est plus elle-même aussi marquée.

C'est donc, en définitive, à des modifications dans la tension vasculaire que les variations de la ligne brune elle-même doivent être rapportées dans les cas précédents.

La raison pour laquelle les sujets qui ont la ligne blanche couverte de poils n'ont pas de ligne brune, doit être déduite de la constitution histologique de la peau.

La ligne brune ne peut se constituer qu'en raison de la finesse extrême des capillaires, ainsi que de leur rareté relative au niveau de la cicatrice médiane embryonnaire. Or il y a un réseau capillaire très riche dans la papille ainsi que dans la paroi folliculaire de chaque poil. Les conditions nécessaires à la stase sanguine n'existent donc plus ici où la circulation est, au contraire, plus favorisée par la multiplication des vaisseaux dont le diamètre est aussi moins étroit. Chaque poil apporte avec lui tout un système artériel, des réseaux pour chaque glande, chaque nerf même et chaque muscle redresseur. Quant à la papille, elle offre généralement deux petites artérioles qui vers son sommet s'anastomosent et se continuent avec deux capillaires efférents extrêmement fins (Biesiadecki). Aussi n'est-ce pas au niveau de sa papille que le poil commence à se pigmenter, mais plutôt au niveau des capillaires très fins qui la surmontent.

D'ailleurs le pigment semble dévier vers les poils, dès la naissance.

Retterer a montré, en effet, que le pigment apparaît chez les mammifères, dans les couches profondes de l'épiderme et dans les poils avant qu'il n'en existe dans le derme. Carnot a fait, en 1896, la même constatation sur des fœtus de lapin.

Il semblerait que cette déviation du pigment s'opère toujours de préférence vers les poils et que lorsque ceux-ci existent, ils absorbent tout le pigment produit.

Dans cette chromogénie de la ligne blanche, il ne faut pas oublier que l'hyperhémie, la phlegmasie, la stase sanguine sont souvent insuffisantes pour produire la pigmentation et que le teint primitif du sujet joue un rôle très important. Chaque sujet apporte avec lui un coefficient personnel, c'est-à-dire une prédisposition plus ou moins considérable à favoriser la production pigmentaire légitimée par l'hyperhémie.

*
* *

Nous ne nous faisons aucune illusion sur la valeur de l'essai de théorie chromogénique qu'on vient de lire. Nous sentons nous-même qu'il y a dans la genèse de la ligne brune un facteur inconnu, quelque chose dont nous ne nous rendons pas compte, que les physiologistes ignorent encore eux-mêmes et que la clinique n'explique point.

D'une manière générale, le pigment apparaît souvent chez les sujets en état de misère physiologique ou cachectisés. La ligne brune en particulier se dessine lorsque la fonction d'un émonctoire est en jeu, qu'il s'agisse de l'intestin ou de la menstruation, et surtout lorsqu'une de ces fonctions devient anormale ou est supprimée. Faut-il alors considérer le pigment comme un déchet de l'organisme ? Faut-il voir en lui la transformation de produits toxiques qui ne s'éliminent plus par les voies ordinaires ? Mais la ligne brune se montre aussi dans les affections du péritoine ; elle s'observe également dans les cas de menstruation profuse, c'est-à-dire lorsque l'émonctoire menstruel fonctionne d'une façon exagérée et devrait favoriser par cela même l'élimination des toxines !

Il y a là quelque chose qui nous échappe encore à l'heure actuelle et que le progrès scientifique seul pourra mettre en lumière dans un avenir plus ou moins éloigné.

RÉSUMÉ

La ligne brune abdominale est un signe clinique. Elle s'observe à tout âge et dans les deux sexes.

Chez les filles, jusqu'à la puberté, elle coïncide fréquemment avec la constipation chronique. Jaune pâle et peu marquée, dans des cas où parfois rien ne semble la justifier en clinique, elle acquiert souvent une vigueur spéciale, une teinte jaune roussâtre ou fauve : 1° dans les cas d'inflammation intestinale (constipation chronique, fièvre typhoïde, etc.); 2° dans la tuberculose générale ou même localisée (carreau, mal de Pott, bacillose pleuro-péritonéale, coxalgie, etc.); 3° à l'époque de la puberté.

Chez les filles, elle est toujours ombilico-pubienne. Mais dans des cas extrêmement rares de constipation chronique longtemps prolongée, par exemple, la ligne sous-ombilicale se prolonge au-dessus de l'ombilic en un trait fin, très pâle et peu marqué.

Après la puberté, la ligne brune coïncide presque toujours avec l'aménorrhée, la dysménorrhée, les coliques utérines, les règles profuses et en général avec un trouble quelconque habituel de la menstruation.

La ligne brune disparaît chez les jeunes filles normalement réglées. Elle n'apparaît jamais au moment des époques pour disparaître sitôt après.

Dans l'état de puerpéralité, chez les primipares, c'est vers le troisième ou le quatrième mois de la gestation que la ligne blanche commence à se pigmenter.

La ligne peut apparaître plus tardivement chez les blondes.

Aux premiers mois de la gestation, la ligne brune ne se distingue pas de celle d'une nullipare aménorrhéique.

Dans le cours de la grossesse, la ligne brune passe par toute une gamme de teintes, dont les principales sont : jaunâtre, jaune roussâtre, fauve, sépia, brun foncé, marron, chocolat, couleur de la peau de nègre. Ces dernières teintes s'observent surtout chez les femmes brunes.

A mesure qu'elle brunit, la ligne s'accroît en largeur. Elle atteint généralement chez la primipare de 4 à 5 millim., quelquefois davantage.

Au commencement du septième mois de la gestation, la ligne ombilico-pubienne ayant contourné la cicatrice ombilicale, s'élève au-dessus de l'ombilic en un trait pâle et toujours plus étroit que la ligne ombilico-pubienne ; elle s'effile, pâlit et se perd le plus souvent à deux ou trois travers de doigt au-dessous de l'appendice xiphoïde, auquel elle aboutit peu souvent.

Chez les multipares, le début de la ligne brune est plus tardif que chez les primipares.

On peut observer une ligne pubo-xiphoïdienne au début de la gestation, chez les multipares dont la nouvelle grossesse a surpris la précédente ligne brune, dès les premiers mois de sa régression.

La ligne brune des multipares atteint généralement de 6 à 7 millim. de largeur, quelquefois davantage.

Les grandes multipares (VIII, X, XII, XIV, etc.) n'ont pas de ligne brune ; quelquefois elles en ont une extrêmement atténuée, dans les derniers mois de la gestation seulement. Quelquefois aussi elles n'ont qu'une trace imperceptible de leur ancienne pigmentation. Les grandes multipares dont la dernière grossesse est déjà ancienne (huit ou dix ans par exemple, et plus) et qui redeviennent enceintes, ont une ligne brune analogue à celle des primipares.

Lorsqu'une multipare a toujours antérieurement avorté et que, pour la première fois, sa grossesse va jusqu'à terme, sa ligne brune se développe comme chez une primipare.

La ligne brune n'est quelquefois pas rectiligne : ses déviations coïncident avec les derniers mois de la gestation.

Les états pathologiques autres que la tuberculose, qui l'exagère souvent (albuminurie, syphilis, cardiopathies, auto-intoxication gravidique, etc.), n'ont aucune influence sur la ligne brune.

La présence d'une ligne abdominale très foncée, de couleur brun sépia, marron, chocolat, etc., sur l'abdomen, est pathognomonique de grossesse, aucun état physiologique ou pathologique n'étant capable de provoquer une pigmentation aussi vigoureuse que l'état de puerpéralité.

Les femmes très grasses n'ont pas de ligne brune. Peut-être la dissolvent-elles dans leur tissu adipeux au fur et à mesure de sa présentation ?

La ligne brune se renforce encore après l'expulsion du fœtus. Ce renforcement est probablement dû à ce que la paroi abdominale, en revenant sur elle-même, rapproche les uns des autres les corpuscules pigmentaires que la distension tenait éloignés et rendait ainsi peu visibles.

La rapidité de la régression pigmentaire est en raison inverse de l'intensité de la ligne, du teint foncé de la femme, du nombre de grossesses et surtout de l'allaitement.

La régression de la ligne brune est rapide chez les femmes qui avortent, ainsi que chez les blondes.

Chez les primipares, malgré l'allaitement, la ligne sus-ombilicale disparaît généralement dans les six mois qui suivent l'expulsion du fœtus, et la ligne sous-ombilicale huit ou dix mois après l'accouchement. Mais cette dernière persiste quelquefois plus longtemps chez les femmes très brunes qui ont nourri leur enfant et dont le retour de la fonction ovarienne a étéretardé.

Chez les multipares, la lenteur de la régression pigmentaire est principalement subordonnée à l'allaitement, la ligne gardant une intensité relative tant que dure l'aménorrhée, qui elle-même persiste pendant toute la durée de l'allaitement.

La ligne brune des multipares qui ne nourrissent pas disparaît, en général, en peu de temps.

Bien que la pigmentation ombilico-pubienne pâlisse toujours

dans de notables proportions, les multipares en conservent le plus souvent la trace, ainsi qu'un tatouage jaunâtre et peu marqué, pendant le reste de leur vie, même après la ménopause. La ligne sus-ombilicale disparaît toujours ; les exceptions à cette règle sont rares.

On peut activer la régression de la ligne brune par un savonnage à la brosse prolongé. L'élimination pigmentaire est ainsi favorisée par l'exagération de la circulation locale périphérique ainsi que par le décapage artificiel de l'épiderme.

La pigmentation de la ligne blanche n'a rien de commun avec celle des seins. Souvent celle-ci existe lorsque celle-là fait défaut, et vice versa. Le début, le développement, l'intensité, la régression, etc., de la ligne brune ne coïncident presque jamais avec ceux de la pigmentation mammaire. Il y a indépendance absolue entre ces deux stigmates.

Les tumeurs des organes génitaux de la femme ne produisent la pigmentation de la ligne blanche que lorsqu'elles provoquent l'aménorrhée ou la dysménorrhée.

La ligne brune existe chez l'homme. Elle a chez lui la même étendue entre l'ombilic et le pubis, ainsi que le même aspect que chez les nullipares.

Comme chez les petites filles, la ligne ombilico-pubienne revêt, dans le sexe masculin, une intensité spéciale : 1° dans certains cas d'inflammation intestinale ; 2° dans la tuberculose générale ou localisée ; 3° à l'époque de la puberté.

La ligne sus-ombilicale ne s'observe chez l'homme que très rarement, et seulement dans des cas où la lésion qui en est la cause a une durée très prolongée.

Les sujets gras, ainsi que ceux qui ont de nombreux poils sur la ligne blanche, n'ont pas de ligne brune.

Les circonstances physiologiques ou pathologiques quelles qu'elles soient, qui ne produisent pas d'hyperhémie et de stase sanguine prolongée dans les capillaires de la peau, ne provoquent jamais la ligne brune.

La ligne brune paraît due à une hyperhémie abdominale favorisant la stase sanguine dans les capillaires de la peau.

.La localisation du pigment sur la ligne médiane s'opère comme dans les cicatrices opératoires, la ligne blanche étant une cicatrice embryonnaire où les capillaires, rares et très fins, favorisent la mise en liberté de la matière colorante dont les cellules cutanées s'emparent pour élaborer le pigment.

La régression de la ligne brune s'opère par deux voies :

1° Par la circulation, lorsque la stase dans les capillaires est supprimée ;

2° Par desquamation épithéliale, lorsque les différentes couches de cellules ont subi la transformation cornée.

OBSERVATIONS

TABLEAUX

TABLEAU I. — **Filles avant la puberté.**

Nᵒˢ	AGE	TEINT	MALADIE	LIGNE BRUNE	OBSERVATIONS
1	20 mois.	Châtain foncé.	Toujours constipée.	Ligne omb.-pub. imperceptible, jaunâtre, blafarde, très fine.	A eu la diarrhée verte il y a quelque temps.
2	2 ans.	Blonde.	Toujours constipée.	Ligne omb.-pub. à peine visible, blafarde, transparente, extrêmement fine.	
3	3 ans.	Châtain.	Coxalgie droite, abcès crural.	Ligne omb.-pub. jaunâtre large de 1 millim. 1/2, à bords nets.	
4	3 ans ½.	Blonde.	Coqueluche, varicelle.	Ligne omb.-pub. à peine visible, transparente.	
5	4 ans.	Blonde.	Tumeur blanche du genou.	Ligne omb.-pub. imperceptible jaunâtre, très fine.	
6	4 ans.	Blonde.	Brûlures.	Ligne omb.-pub. à peine visible.	
7	5 ans.	Châtain clair.	Fièvre typhoïde.	Ligne omb.-pub. d'un jaune roussâtre, assez vigoureuse, large de 1 millim. 1/2, à bords nets.	Diarrhée.
8	5 ans.	Blonde.	Ictère de cause inconnue.	Ligne omb.-pub. jaune pâle, blafarde, régulière, 1 millim. de large.	Hydrocéphale.
9	5 ans.	Châtain.	Néphrite scarlatineuse.	Ligne omb.-pub. à peine ébauchée, transparente, imperceptible.	
10	4 ans.	Châtain foncé.	Grippe.	Ligne omb.-pub. jaune pâle, fine, imperceptible.	
11	5 ans.	Blonde.	Chorée, souffle systolique.	Ligne omb.-pub. jaune pâle, fine, à peine visible.	
12	5 ans.	Blonde.	Pneumonie.	Ligne omb.-pub. transparente, imperceptible.	
13	5 ans.	Brune.	Coxalgie droite.	Ligne omb.-pub. sépia très pâle, de 2 millim. de large.	
14	6 ans.	Métisse.	Bronchite.	Ligne omb.-pub. vigoureuse, de couleur marron, fine, de 1 millim. 1/2 de largeur, régulière. La peau abdominale est couleur café au lait.	
15	6 ans ½.	Brun clair.	Végétations adénoïdes.	Ligne omb.-pub. jaune très clair, très pâle, à peine visible, de 1 millim. de large.	
16	4 ans.	Brune.	Bacillose astragalo-scapholdienne.	Ligne sous-ombilicale jaune clair, pâle, de 1 millim. de largeur, commençant à 2 doigts au-dessus du pubis, se terminant à 2 doigts au-dessous de l'ombilic.	
17	5 ans.	Châtain.	Mastoïdites.	Ligne omb.-pub. jaunâtre, très pâle, large de 2 millim. environ.	Constipation.

TABLEAU I

N°ˢ	AGE	TEINT	MALADIE	LIGNE BRUNE	OBSERVATIONS
18	6 ans.	Rousse.	Tubercul. pulm.	Ligne omb.-pub. imperceptible, jaune très clair, 1 millim. de largeur environ.	
19	7 ans.	Châtain.	Pied bot.	Ligne sous-ombilicale à l'état d'ébauche, à peine visible, très fine.	
20	7 ans.	Châtain.	Bronchite.	Ligne omb.-pub., peu vigoureuse, jaunâtre, très pâle, de 1 millim. environ de large.	
21	7 ans.	Châtain.	Végétations adénoïdes.	Ligne omb.-pub. jaune clair, très régulière, large de 1 millim. 1/2, très nette.	
22	7 ans.	Blonde.	Fistule d. l'aine.	Ligne sous-ombilicale à peine visible.	
23	7 ans.	Châtain.	Carreau.	Ligne omb.-pub. très vigoureuse, jaune roussâtre, 1 millim. 1/2 de large, très nette.	
24	7 ans.	Châtain.	Bien portante.	Ligne omb.-pub. jaunâtre, à peine visible ; autour de l'ombilic, on voit une légère pigmentation très pâle, de un demi-centim. de rayon.	
25	7 ans.	Brune.	Mal de Pott.	Ligne omb.-pub. jaunâtre, très pâle, régulière, de 1 millim. 1/2 de largeur. Aréole ombilicale imperceptible.	
26	7 ans.	Blonde.	Abcès froids costal et crural.	Ligne omb.-pub., jaunâtre, imperceptible.	
27	8 ans.	Châtain.	Brûlures.	Ligne sous-omb. jaunâtre, très pâle, commençant à 2 doigts environ au-dessus du pubis et se perdant à 1 doigt au-dessous de l'ombilic.	
28	8 ans.	Châtain foncé.	Cardiaque, diarrhée persistante.	Ligne omb.-pub. peu vigoureuse, jaune très pâle, large et très diffuse.	
29	8 ans.	Brune.	Néphrite chronique.	Ligne omb.-pub. assez visible, jaune roussâtre, irrégulière, très diffuse. Il existe un trait sus-ombilical très fin, se perdant à 2 doigts au-dessus de l'ombilic.	Constipation opiniâtre depuis plusieurs années.
30	8 ans ½.	Châtain clair.	Bien portante actuellement.	Ligne omb.-pub. jaune très pâle, extrêmement fine, peu vigoureuse.	A été très constipée. A suivi un traitement pour cela jusqu'au mois dernier.
31	8 ans ½.	Brune.	Tumeur blanche du genou.	Ligne ombilico-pubienne jaunâtre, peu vigoureuse, large de 2 millim. environ.	
32	9 ans.	Châtain.	Bien portante.	Ligne omb.-pub. imperceptible, jaunâtre, irrégulière, pâle, de 2 millim. de largeur environ.	Opérée d'un kyste hydatique du foie il y a un an.

TABLEAU I

Nᵒˢ	AGE	TEINT	MALADIE	LIGNE BRUNE	OBSERVATIONS
33	9 ans.	Châtain.	Chorée.	Ligne omb.-pub. jaune pâle, régulière, de 2 millim. de largeur.	
34	9 ans.	Châtain.	Bronchite chronique.	Ligne sous-omb. à peine visible.	
35	9 ans.	Blonde.	Tuberculose pleuro-péritonéale. Douleurs abdominales.	Il existe sous l'ombilic une ligne très large qui constitue plutôt une ombre diffuse, grisâtre, se dirigeant vers le pubis. Cette pigmentation est extrêmement pâle.	
36	9 ans ½.	Blonde.	Mal de Pott.	Ligne omb.-pub. assez vigoureuse, jaune roussâtre, très nette, fine, de 1 millim. de largeur. La peau abdominale est ambrée.	
37	9 ans ½.	Brune.	Tuberculose pulmonaire.	Ligne omb.-pub. jaune sale, plus pâle et plus fine vers le pubis, de 2 millim. de largeur, très nette, assez vigoureuse vers l'ombilic. La peau abdominale est comme recouverte d'un hâle.	
38	9 ans ½.	Brune.	Coxalgie.	Ligne omb.-pub. jaune clair, plus accusée vers le pubis, très pâle vers l'ombilic, d'une largeur de 1 millim. 1/2 environ.	
39	10 ans.	Brune.	Pneumonie.	Ligne omb.-pub. sépia, très vigoureuse, de 1 millim. 1/2 à 2 de largeur, légèrement diffuse. La peau abdominale est assez foncée. Desquamation.	Cette enfant est entrée à l'hôpital avec des douleurs abdominales très violentes, douleurs qu'elle ressentait depuis longtemps déjà.
40	10 ans.	Brune.	Impétigo.	Ligne omb.-pub. jaunâtre, blafarde, régulière, de 1 millim. de large. L'abdomen est légèrement foncé.	
41	10 ans.	Brune.	Hémiplégie g.	Ligne omb.-pub. imperceptible, jaune très pâle, de 1 millim. 1/2 de large.	
42	10 ans.	Brune.	Bien portante.	Ligne omb.-pub. jaunâtre, à peine visible.	
43	10 ans.	Châtain.	Appendicite.	Ligne omb.-pub. jaune très pâle, large de 1 millim. 1/2 environ, ne descendant pas jusqu'au pubis, mais s'arrêtant à 3 doigts au-dessus.	
44	10 ans.	Châtain.	Tumeur blanche du genou.	Ligne omb.-pub. jaune très pâle, de 1 mill. 1/2 de large.	
45	11 ans.	Brune.	Chorée.	Ligne omb.-pub. jaunâtre, transparente, de 1 mill. 1/2 de large.	

TABLEAU I

Nᵒˢ	AGE	TEINT	MALADIE	LIGNE BRUNE	OBSERVATIONS
46	11 ans ½.	Brune.	Embarras gastriq.	Ligne omb.-pub. couleur sépia, à bords nets, très fine, de 1 millim. de large. L'abdomen est également pigmenté.	Cette fillette est constipée depuis plusieurs années et ne peut aller à la selle sans lavement.
47	11 ans.	Blonde.	Cardiaque.	Ligne omb.-pub. jaune sale, très pâle, transparente, de 1 millim. ½ de large.	
48	11 ans.	Brune.	Purpura, endocardite.	Ligne omb.-pub. brunâtre, très vigoureuse mais diffuse ; largeur impossible à mesurer.	A eu une hémorrhagie intestinale.
49	11 ans.	Brune.	Fièvre typhoïde, constatée depuis 8 jours.	Néant.	Douleurs dans les fosses iliaques, mais depuis peu de temps seulement.
50	11 ans.	Blonde.	Mal de Pott.	Entre l'ombilic et le pubis on voit une ombre étroite à peine visible.	
51	11 ans.	Brune.	Paralysie infantile.	Ligne omb.-pub. jaunâtre, très pâle, irrégulière ; la peau abdominale est brun clair.	
52	11 ans.	Blonde.	Ostéomyélite du fémur, ancienne tumeur blanche.	Ligne omb.-pub. jaunâtre, très pâle, imperceptible, peu nette.	
53	12 ans.	Blonde.	Bacillose péritonéo-pleurale depuis trois mois environ.	Ligne omb.-pub. jaune roussâtre, fauve, irrégulière, effacée par places, large vers le pubis, fine à 3 doigts au-dessous de l'ombilic.	La peau desquame sur tout l'abdomen.
54	12 ans.	Brune.	Fièvre typhoïde.	Pas de ligne brune ; mais l'ombilic, qui est aplati, présente tout autour une pigmentation très foncée d'environ 1 cent. de rayon.	
55	12 ans.	Châtain.	Rachitique, microcéphale.	Ligne omb.-pub. jaune pâle, transparente, de 1 millim. de large.	
56	12 ans.	Brune.	Rachitique.	Ligne omb.-pub. jaunâtre, très nette, de 1 mill. 1/2 de large.	
57	12 ans.	Blonde.	Bien portante.	Ligne omb.-pub. imperceptible, d'un jaune très pâle, de 1 mill. de largeur.	
58	12 ans.	Brune.	Bien portante.	Ligne omb.-pub. imperceptible, jaune extrêmement pâle, très fine.	
59	12 ans.	Brune.	Tumeur blanche du genou.	Ligne omb.-pub. jaunâtre, transparente, très nette. Il existe une aréole ombilicale très visible d'un demi-centim. de largeur, de même teinte que la ligne omb.-pubienne.	

TABLEAU I

Nᵒˢ	AGE	TEINT	MALADIE	LIGNE BRUNE	OBSERVATIONS
60	13 ans.	Brune.	Fièvre typhoïde.	Ligne omb.-pub. assez foncée, de 2 millim. 1/2 de largeur, un peu diffuse sur les bords. L'ombilic est entouré d'une aréole légère, plus claire que la ligne brune.	
61	13 ans.	Brune.	Bien portante.	Ligne omb.-pub. peu vigoureuse, jaunâtre, très pâle, fine et régulière.	Aucun état pathologique de l'intestin ou des organes génitaux.
62	13 ans.	Brune.	Bien portante.	Ligne omb.-pub. imperceptible, jaune très pâle, de 1 mill. 1/2 de largeur. Peau abdominale teintée.	Poils sur le pubis et dans les aisselles.
63	13 ans.	Blonde.	Appendicite.	Ligne à l'état d'ébauche, à peine visible.	Toujours constipée.
64	13 ans.	Blonde.	Coxalgie.	Ligne omb.-pub. très visible, jaune fauve, large de 2 millim. à bords nets.	
65	14 ans.	Brune.	Lux. congén. de la hanche.	Ligne omb.-pub. jaunâtre, large de 2 millim. environ, assez régulière. Peau abdominale légèrement brunie.	
66	14 ans.	Brune.	Ostéomyélite.	Ligne sous-omb. imperceptible, jaune sale, diffuse.	
67	14 ans ½.	Blonde.	Chlorose.	Ligne omb.-pub. assez vigoureuse, jaune sale, large de 2 millim. environ, bords diffus.	Constipée.
68	14 ans.	Brune.	Myxœdème.	Ligne omb.-pub. imperceptible, irrégulière.	
69	14 ans.	Châtain.	Hémiplégie.	Ligne omb.-pub. à peine ébauchée, irrégulière, visible par places seulement.	
70	14 ans.	Blonde.	Lux. congén. de la hanche.	Ligne omb.-pub. très vigoureuse, jaune roussâtre, régulière, large de 2 millim. 1/2, à bords nets. Peau abdominale légèrement foncée.	Taches de rousseur sur le front. Cette petite fille a le pubis et les aisselles garnis de poils ; les seins sont formés. Elle n'est pas encore réglée.
71	15 ans.	Châtain foncé.	Bien portante.	Ligne omb.-pub. très marquée, jaune sale.	
72	15 ans.	Brune.	Bien portante.	Ligne omb.-pub. assez vigoureuse, jaune pâle, transparente, large de 2 millim., assez régulière. Peau abdominale recouverte d'un hâle léger.	Quelques poils sur le pubis et dans les aisselles, seins en formation.
73	12 ans.	Blonde.	Chorée.	Ligne omb.-pub. jaunâtre très pâle, large de 2 millim.	

Tableau I.

Nᵒˢ	AGE	TEINT	MALADIE	LIGNE BRUNE	OBSERVATIONS
74	12 ans.	Châtain.	Bien portante.	Ligne omb.-pub. jaunâtre, de 3 millim. de largeur, très vigoureuse.	
75	14 ans.	Brune.	Bien portante.	Ligne omb.-pub. jaune grisâtre, très visible, large de 2 millim., à bords assez nets. Peau abdominale basanée.	Poils dans les aisselles et sur le pubis; seins un peu affermis ; n'est pas encore réglée.

TABLEAU II. — **Nullipares.**

N°	ÂGE	TEINT	RÉGLÉE — A quel âge	RÉGLÉE — Comment	MÉNOPAUSE	MALADIE	DESCRIPTION DE LA LIGNE BRUNE	OBSERVATIONS
76	13 ans.	Brune.	Depuis 3 mois.	Violentes douleurs; 7 jours d'avance chaque fois.		Constipée; ne peut aller à la selle sans lavement.	L'gne omb.-pub. jaune rousâtre, très vigoureuse, de 2 millim. ½ de largeur.	
77	12 ans.	Châtain.	Depuis 6 mois.	Irrégulièrement, douleurs abdominales.		Rhumatisme.	Ligne omb.-pub. jaune fauve, très vigoureuse, de 2 millim. de largeur, régulière.	
78	14 ans.	Châtain.	12 ans.	Tantôt aménorrhée, tantôt dysménorrhée.		Paralysie infantile.	Ligne omb.-pub. jaune fauve, très vigoureuse, de 2 à 3 millim. de largeur; bords diffus.	Examinée avant, pendant et après les règles, la ligne a toujours gardé le même aspect et la même intensité.
79	14 ans.	Brune.	13 ans.	Bien.		Bien portante.	Néant.	
80	15 ans.	Châtain.	13 ans.	Bien depuis trois mois, dit-elle; menstruation irrégulière auparavant.		Hémiplégie gauche.	Ligne omb.-pub. imperceptible, jaune très pâle, de 1 millim. ½ de largeur.	Aucun état pathologique susceptible d'expliquer cette ligne.
81	15 ans.	Brune.	13 ans.	8 jours de retard et douleurs dans le bas-ventre chaque fois.		Bien portante.	On voit entre le pubis et l'ombilic une ombre jaunâtre très vague, extrêmement pâle.	
82	14 ans.	Brune.	Il y a 4 mois.	Douleurs et retard chaque fois.		Bien portante.	Ligne omb.-pub. jaunâtre, de 2 millim. environ de largeur, à peine visible.	
83	15 ans.	Blonde.	14 ans.	Dysménorrhée, violentes douleurs.		Bien portante.	Ligne omb.-pub. jaune fauve, de 2 à 3 millim. de largeur, très diffuse.	
84	16 ans.	Blonde.	14 ans.	Bien.		Paralysie consécutive à une fièvre typhoïde.	Néant.	
85	16 ans.	Brune.	12 ans.	Bien.		Paralysie faciale.	Id.	
86	17 ans.	Brune.	13 ans.	Violentes douleurs qui durent chaque fois 15 jours.		Amputée pour tumeur blanche.	Ligne omb.-pub. jaune fauve, très vigoureuse, de 2 à 3 millim. de largeur, très diffuse.	
87	17 ans.	Brune.	14 ans.	Bien.		Végétations adénoïdes.	Néant.	
88	17 ans.	Châtain.	12 ans.	Aménorrhée depuis 4 mois.		Syphilis primaire.	Ligne omb.-pub. jaune pâle, de 3 millim. de largeur, très régulière.	
89	18 ans.	Brune.	12 ans.	Tous les 15 jours.		Très constipée.	Ligne omb.-pub. jaune brunâtre, de 3 millim. de largeur, assez nette, très vigoureuse.	
90	18 ans.	Châtain.	13 ans.	Tous les 2 mois seulement, avec violentes douleurs.		Bien portante.	Ligne omb.-pub. jaunâtre, pâle et peu vigoureuse, de 2 millim. de largeur.	
91	18 ans.	Châtain.	12 ans.	En général tous les 5 mois.		Chlorose.	Ligne sous-ombilicale jaune sale, très pâle, se perdant à 2 travers du doigt sous l'ombilic. La peau abdominale est légèrement brunie et comme recouverte d'un hâle.	
92	18 ans.	Brune.	15 ans.	Tous les 21 jours, souvent tous les 15 jours.		Angine herpétique.	Ligne omb.-pub. jaunâtre, blafarde, fine, de 2 millim. de largeur à peine, très régulière.	
93	18 ans.	Brune.	13 ans.	Bien.		Chancre de la grande lèvre gauche.	Néant.	
94	19 ans.	Brune.	16 ans.	Aménorrhée depuis 7 ans.		Syphilis secondaire.	Ligne omb.-pub. jaunâtre, presque rousâtre, large de 3 millim.	Constipation.
95	18 ans.	Châtain.	12 ans.	Bien.		Syphilis secondaire.	Néant.	

TABLEAU II

N°	ÂGE	TEINT	RÉGLÉE — À quel âge	RÉGLÉE — Comment	MÉNOPAUSE	MALADIE	DESCRIPTION DE LA LIGNE BRUNE	OBSERVATIONS
96	18 ans.	Brune.	18 ans.	Aménorrhée depuis 2 mois.		Chlorose	Ligne omb.-pub. jaunâtre, peu vigoureuse, de 3 millim. de largeur.	
97	18 ans.	Châtain.	11 ans.	Aménorrhée depuis 6 mois. A eu ses règles cependant le mois dernier.		Syphilis secondaire.	Ligne omb.-pub. jaunâtre à peine visible, irrégulière.	
98	18 ans.	Châtain.	14 ans.	Bien.		Roséole syphilitique.	Néant.	
99	18 ans.	Rousse.	12 ans.	Bien.		Chancre vulvaire.	Néant.	
100	18 ans.	Châtain.	15 ans.	Aménorrhée depuis 5 mois.		Syphilis secondaire de la langue.	Ligne omb.-pub. jaunâtre, très pâle, de 3 mill. de largeur environ.	
101	18 ans.	Châtain.	15 ans.	Aménorrhée depuis 3 mois.		Ulcération non syphilitique de la vulve.	Ligne omb.-pub. jaunâtre, à peine visible.	
102	18 ans.	Brune.	14 ans.	Bien.		Syphilide pigmentaire du cou.	Ligne omb.-pub. à peine visible : on voit plutôt une ombre légère, jaunâtre, très vague, sur la ligne médiane.	Très constipée depuis 5 semaines. Reste plusieurs jours sans aller à la selle.
103	19 ans.	Châtain.	14 ans.	Bien.		Chancre induré de la fourchette.	Néant.	
104	19 ans.	Brune.	12 ans.	Bien.		Syphilis papulo-hypertrophique de la vulve et de l'anus.	Id.	
105	19 ans.	Châtain foncé.	16 ans.	Bien.		Syphilide pigmentaire du cou.	Id.	
106	19 ans.	Brune.	14 ans.	Bien.		Grippe.	Id.	
107	19 ans.	Brune.	11 ans.	Bien.		Syphilis secondaire.	Id.	
108	19 ans.	Blonde.	11 ans.	Bien.		Syphilis secondaire.	Id.	
109	19 ans.	Brune.	13 ans.	Bien.		Syphilis secondaire.	Id.	
110	19 ans.	Brune.	13 ans.	Retard de 8 jours chaque fois ; durée 1 jour ; violentes douleurs abdominales.		Hémiplégie gauche.	Ligne omb.-pub. jaune sale, très pâle sur le pubis, imperceptible vers l'ombilic, très nette, à égale distance du pubis et de l'ombilic.	
111	19 ans.	Châtain.	13 ans.	Tous les 8 ou 15 jours.		Bien portante.	Ligne omb.-pub. jaunâtre, blafarde, peu nette.	
112	20 ans.	Blonde.	10 ans.	Retard de plusieurs jours, durée 1 jour ; douleurs dans le bas-ventre.		Syphilis secondaire.	Ligne omb.-pub. jaune brunâtre, peu vigoureuse, large de 3 millimètres.	
113	20 ans.	Châtain.	18 ans.	Bien.		Chancre induré du col de l'utérus.	Néant.	
114	20 ans.	Châtain.	10 ans.	Bien.		Bien portante.	Id.	
115	20 ans.	Brune.	14 ans.	Bien.		Syphilis secondaire.	Ligne omb.-pub. jaunâtre, peu vigoureuse, large de 3 millimètres.	Toujours constipée depuis plusieurs années, dit-elle.
116	20 ans.	Blonde.	17 ans.	Tous les 15 jours.		Urétrite blennorrhagique.	Ligne omb.-pub. jaune brunâtre pâle, peu vigoureuse.	
117	20 ans.	Châtain.	10 ans.	Bien.		Syphilis secondaire.	Néant.	
118	20 ans.	Brune.	10 ans.	Bien.		Bien portante.	Ligne omb.-pub. jaunâtre à peine visible, imperceptible.	Aucune cause apparente.
119	21 ans.	Brune.	14 ans.	Bien.		Métrite hémorrhagique.	Néant.	

TABLEAU II.

N°s	AGE	TEINT	RÉGLÉE — A quel âge	RÉGLÉE — Comment	MÉNOPAUSE	MALADIE	DESCRIPTION DE LA LIGNE BRUNE	OBSERVATIONS
120	21 ans.	Blonde.	12 ans.	Bien.		Syphilis secondaire.	Néant.	
121	21 ans.	Brune.	16 ans.	Bien.		Chancre induré de la vulve.	Id.	
122	21 ans.	Blonde.	18 ans.	Violentes douleurs au moment des règles : retard de 7 jours chaque fois.		Constipation rebelle.	Ligne omb.-pub. jaunâtre, régulière, de 8 mill. de largeur. Il existe au-dessus de l'ombilic une ligne très fine, très pâle qui remonte jusqu'à l'appendice xiphoïde.	
123	21 ans.	Châtain foncé.	16 ans.	Tous les 15 jours.		Chlorose.	Ligne omb.-pub. roussâtre, peu vigoureuse, très diffuse.	
124	21 ans.	Châtain.	20 ans.	Quelquefois aménorrhée de deux mois ; violentes douleurs abdominales à chaque époque.		Syphilide pigmentaire des bras et du tronc.	Ligne omb.-pub. jaune pâle, blafarde, très vague, très diffuse, d'environ 4 millim. de largeur.	
125	22 ans.	Blonde.	18 ans.	Bien.		Syphilide pigmentaire du cou.	Néant.	
126	22 ans.	Châtain clair.	15 ans.	Irrégulièrement ; en général tous les 2 mois.		Syphilide secondaire.	Ligne omb.-pub. jaune brun pâle, régulière, de 2 millim. de largeur.	
127	22 ans.	Châtain.	15 ans.	Tous les 15 jours; douleurs abdominales.		Ulcère de l'estomac.	Ligne omb.-pub. jaunâtre, très pâle, à bords diffus. Il existe une aréole ombilicale de même teinte, de 1 centim. environ de rayon.	
128	22 ans.	Châtain.	18 ans.	Irrégulièrement, tous les 5 ou 6 mois.		Chlorose.	Ligne omb.-pub. jaune fauve, large de 9 millim. contournant l'ombilic où elle est plus foncée.	Cette femme a craché du sang. Aucun symptôme de bacillose pulmonaire franchement caractérisé à l'auscultation.
129	23 ans.	Châtain foncé.	17 ans.	Irrégulièrement, durée : 15 j. chaque fois.		Tuberculose pulmonaire.	Ligne omb.-pub. imperceptible, large de 3 millim., pâle. Peau abdominale basanée.	
130	24 ans.	Blonde.	14 ans.	Bien.		Bartholinite double.	Néant.	
131	24 ans.	Blonde.	12 ans.	Bien.		Syphilide papulo-hypertrophique de la vulve.	Id.	
132	24 ans.	Châtain.	15 ans.	Bien.		Bien portante.	Id.	
133	23 ans.	Brune.	15 ans.	Dysménorrhée depuis 3 mois.		Grippe.	Ligne omb.-pub. jaunâtre, pâle, imperceptible.	
134	26 ans.	Blonde.	14 ans.	Aménorrhée depuis 7 mois.		Bronchite chronique.	Ligne omb.-pub. jaune fauve, très vigoureuse, de 3 millim. de largeur.	
135	26 ans.	Châtain.	14 ans.	Bien.		Bronchite simple.	Néant.	
136	27 ans.	Brune.	12 ans.	Bien.		Abcès froid costal.	Id.	
137	30 ans.	Rousse.	14 ans.	Aménorrhée depuis 4 mois.		Chlorose.	Ligne omb.-pub. jaune sale, pâle, large, très diffuse. Aréole ombilicale de même couleur, de 1 centim. ½ de rayon.	
138	30 ans.	Brune.	11 ans.	Bien.		Bien portante.	Néant.	
139	35 ans.	Brune.	16 ans.	Bien.		Adénite tuberculeuse.	Id.	
140	36 ans.	Brune.	15 ans.	Bien.		Bien portante.	Id.	
141	53 ans.	Brune.	18 ans.	Bien jusqu'à l'âge de 49 ans.	Aménorrhée. Réglée tous les 4 mois seulement.	Bien portante.	Id.	
142	60 ans.	Brune autrefois, cheveux blancs aujourd'hui.	12 ans.	Bien.	Ménopause il y a 3 ans.	Bien portante.	Ligne omb.-pub. grisâtre, imperceptible, diffuse, extrêmement pâle.	

II.

MALADE	DESCRIPTION DE LA LIGNE BRUNE	OBSERVATIONS
Bien portante.	Néant.	Femme très grasse.
Bien portante.	Id.	Id.
Bien portante.	Ligne omb.-pub. à peine visible, de 2 millim. de largeur. l'eau abdominale brunie.	

TABLEAU III. — Primipares enceintes.

N°s	AGE	TEINT	RÉGLÉE — À quel âge	RÉGLÉE — Comment	AGE de la grossesse au moment de l'examen	PIGMENTATION MAMMAIRE	LIGNE SOUS-OMBILICALE	ARÉOLE OMBILICALE	LIGNE SUS-OMBILICALE	OBSERVATIONS
146	22 ans.	Blonde.	13 ans.	Aménorrhée antérieure à sa grossesse.	Fin du 1er mois.	Néant.	Ligne ombilico-pubienne jaune roussâtre, très pâle, régulière, de 3 millim. de large.	Néant.	Néant.	A remarqué qu'elle avait une ligne jaunâtre longtemps av. d'être enceinte.
147	20 ans.	Châtain.	14 ans.	Dysménorr. depuis qu'elle est réglée; doul. abd.	Fin du 1er mois.	Peu accentuée.	Ligne ombilico-pubienne jaunâtre, peu vigoureuse, très large et très diffuse. Mensuration impossible.	Id.	Id.	N'a pas remarqué si cette ligne existait avant sa grossesse.
148	17 ans.	Châtain.	14 ans.	Irrégulièrement, avec douleurs abdominales.	Fin du 1er mois.	Néant.	Ligne ombilico-pubienne jaunâtre, imperceptible, de 2 millim. de large, à bords peu nets.	Id.	Id.	S'est aperçu à l'âge de 17 ans qu'elle avait une ligne joignant le pubis à l'ombilic.
149	19 ans.	Brune.	15 ans.	Bien.	Fin du 1er mois.	Id.	Néant.	Id.	Id.	
150	23 ans.	Brune.	13 ans.	Bien.	Début du 2e mois.	Id.	Id.	Id.	Id.	
151	19 ans.	Brune.	14 ans.	Dysménorrhée.	2 mois.	Seins peu pigmentés.	Ligne commençant à 2 doigts au-dessus du pubis et se perdant à 2 doigts au-dessous de l'ombilic, couleur sépia très clair et très pâle, estompée et diffuse.	Id.	Id.	Dit avoir vu cette ligne, mais plus pâle, avant sa gross.
152	17 ans.	Brune.	14 ans.	Aménorrhée depuis 3 mois.	2 mois.	Seins à peine teintés.	Ligne sous-ombilicale jaune sale, imperceptible, plus accentuée vers le pubis, à peine visible près de l'ombilic, de 3 millim. de large environ.	Id.	Id.	
153	27 ans.	Brune.	14 ans.	3 fois par mois.	2 mois.	Pigmentation légère.	Ligne s'élevant du pubis et se perdant insensiblement à 3 doigts au-dessus, plus foncée à sa base, de 2 millim. de large, jaunâtre et très pâle.	Id.	Id.	Elle croit que sa ligne existait avant sa grossesse.
154	18 ans.	Châtain.	15 ans.	Bien.	2 mois.	Néant.	Néant.	Id.	Id.	
155	23 ans.	Blonde.	11 ans.	Bien.	2 mois.	Id.	Id.	Id.	Id.	
156	24 ans.	Brune.	14 ans.	Bien.	2 mois.	Pigmentation légère.	Id.	Id.	Id.	
157	19 ans.	Châtain.	15 ans.	Bien.	2 mois.	Id.	Ligne ombilico-pubienne jaunâtre, imperceptible, plus accusée près du pubis où sa teinte est roussâtre, de 4 millim. de large.	Id.	Id.	
158	20 ans.	Châtain clair.	13 ans.	Bien.	2 mois.	Pigmentation légère.	Néant.	Id.	Id.	
159	18 ans.	Brune.	14 ans.	Aménorrhée depuis 3 ans environ.	2 mois.	Seins un peu foncés.	Ligne ombilico-pubienne, couleur jaune fauve, régulière, de 4 millim. de largeur.	Id.	Id.	Elle ignore si cette ligne existait avant sa grossesse.
160	20 ans.	Châtain clair.	12 ans.	Dysménorrhée.	2 mois.	Néant.	Néant.	Id.	Id.	

TABLEAU III.

N°s	AGE	TEINT	RÉGLÉE		AGE de la grossesse au moment de l'examen	PIGMENTATION MAMMAIRE	LIGNE SOUS-OMBILICALE	ARÉOLE OMBILICALE	LIGNE SUS-OMBILICALE	OBSERVATIONS
			A quel âge	Comment						
161	19 ans.	Brune.	13 ans.	Tous les 15 jours, puis aménorrhée depuis 4 mois avant sa grossesse.	3 mois.	Seins foncés.	Ligne ombilico-pubienne, couleur brun clair, large de 4 mill.	En faisant saillir l'ombilic, on voit une pigmentation circulaire jaunâtre, plus claire que la ligne sous-ombilicale.		Cette femme est tubercul. ; sommets du poum. atteints, l'un au 1er, l'autre au 2e degré. Elle est constipée. Sa peau abdom. est déjà toute bronzée. Elle dit que sa ligne brune existait avant qu'elle soit enceinte.
162	23 ans.	Châtain.	13 ans.	Bien.	3 mois.	Néant.	Ligne sus-pubienne se perdant à 2 doigts au-dessus, couleur sépia clair, très pâle, imperceptible.	Néant.	Id.	
163	19 ans.	Brune.	16 ans.	Bien.	3e mois.	Seins légèrement foncés.	Ligne ombilico-pubienne couleur sépia très clair, très pâle, imperceptible de 2 millim. de large, légèrement plus marquée à sa base.	Id.	Id.	
164	21 ans.	Brune.	13 ans.	Bien.	3 mois.	Seins à peine pigmentés.	Entre le pubis et l'ombilic, on voit une ombre rectiligne de couleur indéfinissable, plus grisâtre près du pubis.	Id.	Id.	
165	17 ans.	Châtain.	14 ans.	Bien.	3e mois.	Aréole peu foncée.	Ligne ombilico-pubienne jaunâtre, pâle et peu vigoureuse, régulière, de 2 mill. de large.	Id.	Id.	
166	24 ans.	Châtain.	13 ans.	Bien.	3e mois.	Seins à peine pigmentés.	Ligne sus-pubienne, couleur jaunâtre, très claire, très pâle, plus marquée près du pubis, se perdant à un travers de main au-dessus, de 4 millim. de large.	Id.	Id.	
167	21 ans.	Châtain.	10 ans.	Bien.	3e mois.	Seins un peu foncés.	Ligne sous-pub. jaunâtre, très pâle, de 4 millim. de large, nette et régulière.	Id.	Id.	
168	30 ans.	Brune.	15 ans.	Bien.	3e mois.	Seins assez pigmentés.	Néant.	Id.	Id.	
169	19 ans.	Blonde.	14 ans.	Bien.	3 mois.	Néant.	Id.	Id.	Id.	
170	22 ans.	Brune.	17 ans.	Dysménorrhée.	3 mois.	Très légère.	Ligne omb.-pub. couleur sépia clair, très régulière, de 5 millim. environ de largeur, très diffuse.	Autour de l'ombilic, on voit un disque jaunâtre peu marqué d'un centimètre de rayon.	Id.	Dit avoir cette pigmentation depuis qu'elle est réglée.
171	21 ans.	Brune.	13 ans.	Bien.	3 mois.	Néant.	Néant.	Néant.	Id.	
172	23 ans.	Châtain.	18 ans.	Bien.	4e mois.	Seins très foncés.	Ligne omb.-pub. couleur sépia très clair, pâle, large et très diffuse.	Aréole ombilicale jaunâtre peu marquée de 1 centim. de rayon.	Id.	
173	19 ans.	Brune.	16 ans.	Bien.	4 mois.	Seins légèrement pigmentés.	Ligne omb.-pub. jaunâtre, pâle et peu vigoureuse, de 4 millim. de large.	Néant.	Id.	
174	30 ans.	Châtain.	15 ans.	Bien.	4 mois.	Pigmentation légère.	Ligne omb.-pub. couleur sépia clair, très pâle, de 3 millim. de largeur, plus marquée près de l'ombilic.	Id.	Id.	

TABLEAU III

N°s	AGE	TEINT	RÈGLE — À quel âge	RÈGLE — Comment	AGE de la grossesse au moment de l'examen	PIGMENTATION MAMMAIRE	LIGNE SOUS-OMBILICALE	ARÉOLE OMBILICALE	LIGNE SUS-OMBILICALE	OBSERVATIONS
175	25 ans.	Châtain foncé.	21 ans.	Bien.	4e mois.	Seins très foncés.	Ligne omb.-pub. jaune-brun, très régulière, à bords nets, de 4 millim. de large.	Aréole ombilicale de même teinte que la ligne sous-omb. de 1 centim. de rayon.	Néant.	
176	17 ans.	Brune.	12 ans.	Bien.	4 mois.	Seins très foncés.	Néant.	Légère pigmentation d'un ½ centim. de rayon autour de l'ombilic, jaunâtre.	Id.	
177	21 ans.	Châtain clair.	14 ans.	Bien.	4 mois.	Néant.	Ligne omb.-pub. couleur sépia très clair, très pâle, de 5 millim. de large.	Néant.	d.	
178	27 ans.	Brune.	11 ans.	Alternatives d'aménorrhée et de dysménorrhée.	4 mois.	Seins peu pigmentés.	Ligne omb.-pub. jaune fauve plus foncée près du pubis et près de l'ombilic, large et très diffuse.	Aréole ombilicale de même teinte que la ligne sous-omb. de 1 centim. à peine de rayon.	Il existe au-dessus de l'aréole ombilicale un trait fin de 1 millim. de large et très pâle, qui pâlit et disparaît à 2 centim. au-dessus.	Ignore si elle avait une ligne brune avant d'être enceinte.
179	18 ans.	Brune.	15 ans.	Bien.	4 mois.	Seins un peu foncés.	Néant.	Néant.	Néant.	
180	22 ans.	Châtain foncé.	17 ans.	Toutes les 3 semaines; douleurs abdominales.	5 mois.	Seins assez pigmentés.	Ligne sus-pub. jaune roussâtre, pâlissant et disparaissant à 2 doigts sous l'ombilic, de 3 millim. de large.	Id.	Id.	
181	21 ans.	Châtain.	16 ans.	Bien.	5e mois.	Seins peu pigmentés.	Ligne omb.-pub. sépia très clair et très pâle, de 3 à 4 millim. de large, à bords diffus.	Aréole ombilicale jaune très pâle, d'un ½ centim. de rayon.	Id.	
182	20 ans.	Brune.	14 ans.	Bien.	5e mois.	Seins brunâtres.	Ligne omb.-pub. couleur sépia clair, plus marquée près du pubis, de 5 millim. de large.	Aréole ombilicale de même teinte que la ligne sous-omb. d'un centim. à peine de rayon.	Id.	
183	19 ans.	Brune.	14 ans.	Bien.	5 mois.	Seins très foncés.	Néant.	Néant.	Id.	Vomissements fréquents.
184	18 ans.	Blonde.	15 ans.	Bien.	5e mois.	Seins assez pigmentés.	Ligne omb.-pub. couleur sépia clair, fine près du pubis, large près de l'ombilic, où elle mesure 8 millim. de largeur.	Aréole ombilicale très pâle, très régulière, de 1 centim. ½ de rayon.	Id.	
185	27 ans.	Brune.	14 ans.	Bien.	5 mois.	Seins très bruns.	Ligne omb.-pub. roussâtre, de 4 millim. de large, plus foncée vers le pubis.	Aréole ombilicale de même teinte que la ligne sous-omb. et de 1 centim. ½ de rayon.	Id.	
186	21 ans.	Brune.	14 ans.	Bien.	5 mois.	Très accentuée.	Ligne sous-ombilicale couleur sépia clair, plus foncée près du pubis, se perdant à 2 doigts sous l'ombilic et un peu à gauche de la ligne médiane.	Néant.	Néant.	
187	22 ans.	Châtain.	17 ans.	Bien.	5 mois.	Seins assez foncés.	Ligne sous-ombilicale jaune brun, peu vigoureuse, de 3 millim. de large, se perdant à 2 centim. au-dessous de l'ombilic.	Une pigmentation de même teinte et d'égale intensité entoure l'ombilic sur 1 cent. de rayon.	Néant.	Peau abdominale basanée.
188	19 ans.	Brune.	13 ans.	Bien.	5 mois.	Seins à peine teintés.	Ligne ombiliko-pubienne couleur jaune fauve, assez pâle, de 4 millim. de large.	Aréole ombilicale d'un ½ cent. de rayon et de même teinte que la ligne sous-ombilicale.	Id.	
189	28 ans.	Brune.	16 ans.	Bien.	5 mois.	Légère.	Néant.	Aréole ombilicale sépia clair d'un ½ centim. de rayon.	Id.	

TABLEAU III.

N°	AGE	TEINT	RÉGLÉE		AGE de la grossesse au moment de l'examen	PIGMENTATION MAMMAIRE	LIGNE SOUS-OMBILICALE	ARÉOLE OMBILICALE	LIGNE SUS-OMBILICALE	OBSERVATIONS
			A quel âge	Comment						
190	21 ans.	Châtain clair.	15 ans.	Irrégul., souvent aménor-rhée de 3 mois.	6 mois.	Seins très pigmentés.	Ligne ombilico-pubienne couleur sépia, très régulière, de 5 millim. de large.	Aréole ombilicale de même teinte que la ligne sous-ombilicale à gauche; plus pâle à droite, de 2 centim. de rayon.	Un trait fin, de 2 millim. de large, mais très pâle, s'élève de l'aréole ombilicale, jusqu'à 3 doigts au-dessous de l'appendice xiphoïde.	Mal de Pott à 13 ans. Bien avant de devenir enceinte, a remarqué sa ligne brune. Elle était alors très pâle et seulement ombilico-pubienne.
191	19 ans.	Châtain clair.	16 ans.	Bien.	8e mois.	Seins peu foncés.	Ligne ombilico-pubienne couleur jaune-brun, à bords très nets, de 3 millim. à sa base; de 2 millim. seulement près de l'ombilic.	Aréole ombilicale irrégulière surtout marquée au bord inférieur de la cicatrice.	Ligne sus-omb. jaunâtre, très pâle, de 2 millim. de large environ, un peu diffuse, finissant à 4 doigts au-dessous de l'appendice xiphoïde.	Choréique. Albumin.
192	22 ans.	Brune.	17 ans.	Bien.	5e mois.	Seins peu pigmentés.	Ligne ombilico-pubienne jaunâtre, très foncée près du pubis, large de 4 millim. et disparaissant à 3 doigts sous l'ombilic.	Aréole jaunâtre de 1 centim. de rayon.	Néant.	Peau abdominale recouverte d'un hâle léger.
193	[illegible] ans.	Blonde.	15 ans.	Bien.	6e mois.	Seins très clairs.	Ligne sus-pubienne, partant du pubis et s'élevant à gauche de la ligne médiane pour disparaître à 3 doigts à gauche et au-dessous de l'ombilic, de 3 millim. de large.	Aréole jaunâtre comme la ligne sous-ombilicale.	Id.	
194	19 ans.	Brune.	14 ans.	Bien.	6e mois.	Seins très bruns.	Néant.	Néant.	Id.	
195	21 ans.	Châtain.	15 ans.	Bien.	6 mois.	Seins peu foncés.	Ligne ombilico-pubienne, couleur sépia, régulière, à bords très nets de 4 millim. de large.	Aréole ombilicale de même teinte que la ligne sous-ombilicale et de 1 cent. de rayon.	Un trait fin couleur jaune pâle s'élève de l'aréole ombilicale jusqu'à 2 centim. au-dessus.	Peau abdominale légèrement brunie.
196	20 ans.	Brune.	14 ans.	Bien.	5 mois.	Seins noirâtres.	Ligne ombilico-pubienne couleur sépia clair, régulière, de 5 millim. de largeur.	Aréole ombilicale de même teinte que la ligne sous-ombilicale et d'un centim. ½ de rayon.	Un trait à peine visible et très fin s'élève jusqu'à 1 centim. au-dessus de l'aréole ombil.	
197	23 ans.	Brune.	15 ans.	Bien.	6e mois.	Seins très bruns.	Ligne ombilico-pubienne couleur sépia, très régulière de 4 millim. de large.	Aréole ombilicale de même teinte que la ligne sous-ombilicale et de 2 cent. de rayon; plus foncée au centre.	Ligne sus-ombilicale jaune sale, de 1 millim. de large, très pâle, s'effilant et se perdant à 4 doigts au-dessus.	
198	17 ans.	Châtain.	14 ans.	Bien.	5 mois.	Moyenne.	Ligne ombilico-pubienne jaune brun, plus pâle et plus fine à égale distance du pubis et de l'ombilic.	Pigmentation péri-ombilicale irrégulière, plus foncée à la partie inférieur de la cicatrice.	Néant.	
199	19 ans.	Brun clair.	16 ans.	Bien.	7 mois.	Seins peu pigmentés.	Ligne ombilico-pubienne jaune rougeâtre, peu vigoureuse, à bord diffus, de 3 à 4 millim. de large.	Aréole ombilicale de 1 cent. ½ de rayon, et de même teinte que la ligne sous-ombilicale.	Id.	
200	21 ans.	Brune.	17 ans.	Bien.	7e mois.	Seins noirâtres.	Ligne ombilico-pubienne jaunâtre très pâle, très diffuse.	Aréole ombilicale de 1 cent. de rayon, peu marquée.	Id.	
201	20 ans.	Brune.	14 ans.	Bien.	7 mois.	Seins très noirs.	Ligne ombilico-pubienne jaune pâle, à peine marquée, de 3 millim. de large.	Aréole de 1 cent. de rayon environ plus pigmentée en son centre.	Id.	
202	25 ans.	Brune.	13 ans.	Bien.	7 mois.	Seins très bruns.	Ligne ombilico-pubienne couleur sépia clair, plus pâle près du pubis, de 5 millim. de large.	Pigmentation péri-ombilicale de même teinte que la ligne sous-ombilicale, de 1 centim. et demi de rayon.	Il existe un filet très pâle et très fin de 2 millim. de largeur environ, qui s'élève jusqu'à 3 doigts au-dessus de l'aréole ombilicale.	

TABLEAU

N°s	AGE	TEINT	RÉGLÉE — À quel âge	RÉGLÉE — Comment	AGE de la grossesse au moment de l'examen	PIGMENTATION MAMMAIRE	LIGNE SOUS-OMBILICALE	ARÉOLE OMBILICALE	LIGNE SUS-OMBILICALE	OBSERVATIONS
203	21 ans.	Brune.	13 ans.	Bien.	7e mois.	Seins assez foncés.	Néant.	Aréole ombilicale jaunâtre pâle et peu marquée, de 1 centim. de rayon.	Néant.	
204	20 ans.	Rousse.	11 ans.	Bien.	7 mois.	Seins couleur rosée.	Ligne ombilico-pubienne jaune pâle, très pâle, régulière, de 4 millim. de large.	Aréole de même teinte que la ligne sous-ombilicale.	Id.	
205	24 ans.	Châtain.	15 ans.	Dysménorrhée. Douleurs dans le bas-ventre chaque fois.	7 mois.	Seins très pigmentés.	Ligne ombilico-pubienne couleur sépia, plus foncée près du pubis, plus pâle vers l'ombilic, de 5 millim. de large.	Pigmentation incomplète : très marquée seulement du côté gauche de l'ombilic où elle semble continuer la ligne sous-ombilicale, pour l'unir à la ligne sus-ombilicale.	Ligne sus-ombilicale jaune pâle, fine, de 2 millim. de largeur, et se perdant à 3 doigts au-dessous de l'appendice xiphoïde.	Peau abdominale recouverte d'un hâle assez accentué.
206	17 ans.	Brune.	11 ans.	Bien.	7e mois.	Seins très noirs.	Ligne ombilico-pubienne continue brun sépia, très régulière, de 4 millim. de largeur, aboutissant à droite de l'ombilic.	Aréole incomplète ; la pigmentation n'existe qu'à droite de l'ombilic où elle réunit la ligne ombilico-pubienne à la ligne sous-ombilicale.	Ligne sus-ombilicale pâle et fine, s'élevant de la partie droite de l'aréole ombilicale et se perdant à 2 doigts sous l'appendice xiphoïde.	
207	23 ans.	Châtain.	12 ans.	Bien.	7 mois.	Seins très noirs.	Ligne ombilico-pubienne couleur sépia, très vigoureuse, à bords nets, de 6 millim. de large.	Aréole ombilicale jaune pâle dans sa moitié droite ; sépia dans sa moitié gauche, où elle continue la ligne sous-ombilicale sur un rayon de 1 centim. et ½ environ.	Ligne sus-ombilicale jaune grisâtre, de 2 millim. de largeur, remontant jusqu'à l'appendice xiphoïde.	
208	22 ans.	Châtain clair.	15 ans.	Bien.	7 mois.	Seins peu pigmentés.	Ligne ombilico-pubienne jaune brunâtre, plus foncée vers le pubis, de 4 millim. de large.	Néant.	Ligne sus-ombilicale, jaune foncé, plus marquée contre la cicatrice ombilicale, pâlissant et s'effilant à mesure qu'elle s'élève pour disparaître à 3 doigts au-dessous de l'appendice xiphoïde.	
209	25 ans.	Blonde.	12 ans.	Bien.	7 mois.	Seins à peine pigmentés.	Ligne ombilico-pubienne jaunâtre, très nette, de 3 millim. seulement de large, présentant une courbure à concavité droite.	Aréole ombilicale régulière de 2 centim. de rayon, uniformément teintée comme la ligne sous-ombilicale.	Ligne sus-ombilicale, pâle et très fine, déviée vers la gauche, rentiligne et se perdant à 2 doigts à gauche et au-dessous de l'appendice xiphoïde.	
210	23 ans.	Châtain clair.	14 ans.	Bien.	7 mois.	Seins très foncés.	Ligne ombilico-pubienne couleur marron clair, très vigoureuse, de 6 millim. de large.	Aréole ombilicale de même teinte que la ligne sous-ombilicale, de 2 centim. de rayon.	Un trait brunâtre de 3 millim. environ, assez pâle, s'élève au-dessus de l'aréole ombilicale sur une longueur de 3 centim.	Toute la peau abdominale est basanée.
211	26 ans.	Brune.	15 ans.	Bien.	7 mois.	Seins peu pigmentés.	Ligne ombilico-pubienne brun sépia, de 4 millim. de largeur, présentant dans sa moitié supérieure une courbure à concavité gauche.	Aréole ombilicale très brune, surtout en son centre.	Il n'y a pas de ligne sus-ombilicale, mais une teinte brune, large et diffuse.	Femme en travail, dilatation 2 francs ; les membranes viennent de se rompre pendant l'examen.
212	37 ans.	Brune.	13 ans.	Bien.	6 mois.	Seins noirs.	Ligne ombilico-pubienne marron clair ; pâle et fine près du pubis, plus foncée et plus large près de l'ombilic où elle mesure 6 millim.	Aréole ombilicale couleur marron comme la ligne sous-ombilicale, de 1 centim. ½ de rayon.	Ligne sus-ombilicale à l'état d'ébauche, imperceptible, visible seulement sur une longueur de 4 centim.	Peau abdominale uniformément brunie.

TABLEAU III.

N°	AGE	TEINT	RÉGLÉE — A quel âge	RÉGLÉE — Comment	AGE de la grossesse au moment de l'examen	PIGMENTATION MAMMAIRE	LIGNE SOUS-OMBILICALE	ARÉOLE OMBILICALE	LIGNE SUS-OMBILICALE	OBSERVATIONS
213	21 ans.	Châtain.	16 ans.	Bien.	8e mois.	Seins très pigmentés.	Ligne ombilico-pubienne jaunâtre. très pâle, mesurant 1 millim. de largeur près du pubis, et 2 millim. seulement près de l'ombilic.	Néant.	Ligne sus-ombilicale à peine ébauchée, extrêmement fine et se perdant à 3 doigts au-dessus de l'ombilic.	
214	25 ans.	Brune.	12 ans.	Bien.	8e mois.	Seins très bruns.	Ligne ombilico-pubienne jaunâtre, à peine visible en son milieu, de 5 millim. de large.	Aréole ombilicale régulière, de même teinte que la ligne sous ombilicale, de 1 centim. ½ de rayon.	Néant.	
215	29 ans.	Blonde.	13 ans.	Bien.	8 mois.	Seins non pigmentés, de couleur rosée.	Ligne ombilico-pubienne couleur sépia clair, de 5 millim. de large environ, à bords diffus.	Aréole ombilicale de même teinte que la ligne sous-ombilicale de 7 centim. ½ de rayon.	Une ligne extrêmement pâle et fine monte jusqu'à 2 doigts au-dessous de l'appendice xiphoïde.	
216	20 ans.	Blonde.	13 ans.	Bien.	8 mois.	Seins non pigmentés, roses.	Ligne ombilico-pubienne sépia très clair, de 4 millim. de large.	Aréole ombilic. de même teinte que la ligne, de 1 centim. ½ de rayon.	Néant.	
217	18 ans.	Châtain.	15 ans.	Irrégulièrement. Douleurs violentes.	8 mois.	Seins très noirs.	Ligne omb.-pub. sépia clair de 5 millim. de large.	Aréole ombilic. de même teinte que la ligne, mais plus foncée en son centre où elle est couleur chocolat.	Ligne sus-omb sépia très clair, très pâle, de 2 millim. de largeur, se perdant à 4 doigts au-dessus.	Peau abdominale basanée. Ne sait si sa ligne existait avant sa grossesse.
218	25 ans.	Brune.	14 ans.	Bien.	8 mois.	Seins très foncés.	Ligne omb.-pub. brun fauve de 5 millim. de large.	Aréole ombilicale jaune, moins vigoureuse que la ligne sous-ombilicale, de 1 cent. de rayon.	Ligne sus-ombilicale jaunâtre, à peine visible, très fine.	Peau abdominale recouverte d'un hâle léger.
219	19 ans.	Blonde.	13 ans.	Alternatives d'aménorrhée et de dysménorrhée.	8 mois.	Seins très clairs.	Ligne omb.-pub. jaune fauve, diffuse, de 6 millim. environ de large.	Néant.	Néant.	A remarqué sa ligne brune bien avant d'être enceinte.
220	22 ans.	Brune.	16 ans.	Bien.	8 mois.	Seins très noirs.	Ligne omb.-pub. couleur sépia, régul., de 6 millim. de large.	Aréole ombilicale sépia clair de teinte uniforme, de 1 cent. ½ de rayon.	Ligne sus-ombilicale sépia, très pâle, rectiligne, mais déviée, remontant jusqu'à 3 doigts à gauche et au-dessous de l'app. xiphoïde.	
221	30 ans.	Châtain.	14 ans.	Bien.	8 mois.	Seins brun foncé.	Ligne omb.-pub. brun sépia, de 4 millim. de largeur, aboutissant à gauche de l'aréole ombilicale.	Aréole ombilic. de même teinte que la ligne sous-ombil. dans sa moitié gauche; très pâle dans sa moitié droite; de 2 cent. de rayon.	Ligne sus-ombilicale sépia très pâle, fortement déviée à gauche, aboutissant à un point situé à un travers de main au-dessous de l'app. xiphoïde et à 2 doigts à gauche de la ligne médiane.	
222	23 ans.	Brune.	13 ans.	Bien.	8 mois.	Moyenne.	Ligne ombilico-pubienne sépia, de 5 millim. de large.	Aréole ombilicale très pigmentée en son centre; une zone pigmentaire plus claire et plus pâle l'entoure, formant avec la précédente un halo.	Ligne sus-ombilicale jaune grisâtre, à peine visible sur toute sa longueur.	
223	33 ans.	Châtain.	14 ans.	Bien.	8 mois.	Seins peu pigmentés.	Ligne omb.-pub. couleur sépia clair, régul., de 6 millim. de large.	Aréole ombilicale jaunâtre, peu marquée, de 1 cent. de rayon.	Ligne sus-ombilicale grisâtre, imperceptible, de 2 millim. de large, montant jusq. 2 doigts au-dessous de l'app. xiphoïde.	
224	22 ans.	Châtain.	16 ans.	Bien.	9e mois.	Seins brunâtres.	Ligne omb.-pub. couleur brun sépia, aboutissant à gauche de l'aréole ombilicale, de 6 millim. de large.	Aréole ombilicale plus foncée que la ligne, en son centre, de 2 centim. de rayon.	Ligne sus-ombilicale très pâle et très fine, partant du côté droit de l'aréole et remontant jusqu'à l'app. xiphoïde.	
225	34 ans.	Blonde.	14 ans.	Bien.	9 mois.	Seins à peine pigmentés.	Ligne omb.-pub., jaune rosé, régul., de 5 millim. de large.	Aréole ombilic. de même teinte que la ligne de 1 centim. de rayon.	Ligne sus-ombilicale, large de 3 millim. contre l'aréole; mais à partir de 3 cent. au-dessus, elle monte très fine et très pâle jusqu'à l'app. xiphoïde.	

TABLEAU III.

N°s	AGE	TEINT	RÉGLÉE — A quel âge	RÉGLÉE — Comment	AGE de la grossesse au moment de l'examen	PIGMENTATION MAMMAIRE	LIGNE SOUS-OMBILICALE	ARÉOLE OMBILICALE	LIGNE SUS-OMBILICALE	OBSERVATIONS
226	24 ans.	Blonde.	11 ans.	Irrégulièrement, douleurs abdominales.	9e mois.	Seins peu pigmentés.	Ligne omb.-pub. sépia très clair, de 4 millim. de large.	Aréole légèrement plus foncée que la ligne sous-ombilicale, de 1 centim. de rayon.	Ligne sus-omb. pâle et fine imperceptible, remontant jusq. 2 doigts au-dessous de l'app. xiphoïde.	
227	18 ans.	Brune.	14 ans.	Bien.	9e mois.	Seins très noirs.	Ligne omb.-pub. couleur sépia, irrégulière, coupée çà et là par des parties non pigm. de 5 millim. de large.	Aréole ombilic. de même teinte de 1 centim. ½ de rayon.	Ligne sus-ombilic., sépia clair, très pâle, remontant jusqu'à l'app. xiphoïde.	
228	20 ans.	Châtain.	17 ans.	Bien.	9e mois.	Seins noirs.	Ligne omb.-pub. sépia foncé, étroite et pâle près du pubis, plus marquée et plus large près de l'ombilic où elle mesure 6 millim. de largeur; elle aboutit à droite de l'omb.	Aréole ombilicale plus pigmentée à sa partie inférieure où sa teinte est identique à celle de la ligne sous-ombilicale; sa partie supérieure est très pâle.	Ligne sus-ombilicale partant du bord gauche de l'aréole et remontant jusqu'à l'app. xip.	
229	24 ans.	Blonde.	12 ans.	Bien.	9e mois.	Seins rosés.	Ligne omb.-pub. sépia clair, de 4 millim. de largeur.	Aréole de même teinte que la ligne sous-ombilicale, très régulière.	Ligne sus-ombilicale, déviée jaunâtre, pâle et fine, présentant une courb. à concavité droite, avant d'atteindre l'app. xiphoïde.	
230	23 ans.	Châtain clair.	14 ans.	Bien.	9 mois.	Seins très noirs.	Ligne omb.-pubienne marron clair plus accentuée sur le pubis, de 6 millim. de large et aboutissant à gauche de l'ombilic.	Aréole ombilicale irrégulièrement pigmentée, plus foncée dans sa partie inférieure et gauche, où elle continue la ligne sous-ombilicale.	Ligne sus-ombilicale de teinte plus claire que la ligne inférieure, plus pâle et plus fine, commençant à droite de l'ombilic et finissant à 2 doigts sous l'appendice xiphoïde.	
231	19 ans.	Châtain.	12 ans.	Bien.	9 mois.	Seins très foncés.	Ligne ombilico-pubienne brun sépia, régulière, de 6 millim. de large, très vigoureuse.	Aréole pigmentaire sépia clair entourant l'ombilic dont le centre est plus foncé.	Néant.	
232	20 ans.	Châtain.	13 ans.	Bien.	9 mois.	Seins peu pigmentés.	Ligne omb.-pubienne marron clair, diffuse et très large, dont les bords se confondent insensiblement avec la teinte abdominale très bronzée.	Aréole ombilicale, de même teinte que la ligne sous-ombilicale, mais très foncée au centre.	Ligne sus-ombilicale très pâle, très fine, peu vigoureuse, remontant jusqu'à 4 doigts au-dessous de l'app. xiphoïde.	Peau abdominale fortement bronzée.
233	24 ans.	Châtain.	17 ans.	Bien.	9 mois.	Moyenne.	Ligne commençant au bord supérieur de la symphyse pubienne, mais finissant à 2 doigts sous l'ombilic, plus large en son milieu où elle mesure 6 millim.	Pas d'aréole, mais une tache brunâtre au bord inférieur de l'ombilic.	Ligne sus-ombilicale plus pâle que la ligne sous-ombilicale, de 3 mill. de largeur, montant jusqu'à 2 doigts sous l'app. xiphoïde.	
234	33 ans.	Brune.	14 ans.	Bien.	9 mois.	Seins très pigmentés.	Ligne ombilico-pubienne couleur sépia clair, pâle et diffuse, de 5 à 6 millim. de large.	Aréole ombilic. jaunâtre mesurant 1 cent. ½ de rayon.	Ligne sus-ombilicale jaunâtre, de 3 millim. de large, montant jusqu'à l'appendice xiphoïde.	Déjà vue par nous au 7e mois, elle perdait du sang en petite quantité. L'ombil. n'était pas pigmenté, et la ligne sus-ombilicale se voyait très difficilement.
235	22 ans.	Châtain clair.	19 ans.	Toutes les 6 semaines. Douleurs.	9 mois.	Seins brunâtres.	Ligne ombilico-pubienne sépia clair, très régulière, très nette, de 5 millim. de large.	Aréole ombilicale couleur jaune sale, d'un cent. de rayon.	Ligne sus-ombilic. jaune pâle, de 1 millim. de large.	Vue par nous à la fin du 6e mois, elle n'avait qu'une ligne ombil.-pubienne de 3 mill. de largeur, très pâle, et rien à l'ombilic, ni au-dessus.

Tableau IV. —

| N°ˢ | AGE | TEINT | RÉGLÉE | | PARITÉ | CIRCONSTANCES qui ont accompagné ou suivi les grossesses antérieures | ÉVOLUTION DE LA LIGNE après les grossesses antérieures |
			À quel âge	Comment			
236	31 ans.	Blonde.	16 ans.	Bien.	II	A sa 1ʳᵉ gross. qui remonte à 16 ans, elle a eu une ligne xiphoïdo-pubienne ; elle a allaité son enfant 2 mois. Réglée 6 sem. après l'acc. ; touj. bien.	La ligne sus-ombilicale a entièrement disparu, elle ignore en combien de temps. Il est resté une légère trace de la ligne sous-ombilicale.
237	27 ans.	Brune.	14 ans.	Dysménorrhée.	II	1ᵉʳ acc. à terme il y a 2 ans, a nourri 18 mois ; réglée 6 sem. après l'acc. ; dysménorrhée.	La ligne sus-ombilicale a rapidement disparu, mais il est toujours resté une trace de la ligne ombilico-pubienne.
238	22 ans.	Brune.	15 ans.	Bien.	II	1ᵉʳ acc. à terme il y a 4 mois, nourrit actuellement son enfant. Les règles ont réapparu 6 semaines après l'acc.	La ligne sus-ombilicale a disparu au bout de 2 mois, dit-elle. La ligne sous-omb. pâlissait, quand elle est devenue enceinte.
239	25 ans.	Châtain.	14 ans.	Bien.	III	1ᵉʳ à 2 mois, le 2ᵉ à 6 mois il y a un an. Réglée 6 semaines après, touj. bien.	Elle avait une ligne, dit-elle, à sa dernière grossesse, mais qui a vite disparu.
240	19 ans.	Brune.	11 ans.	Bien.	II	1ᵉʳ à terme il y a deux ans. N'a pas allaité. Avait, dit-elle, une ligne très noire.	La ligne sus-ombilicale et la ligne sous-ombilicale ont disparu, dit-elle, en peu de temps.
241	23 ans.	Brune.	13 ans.	Bien.	III	1ᵉʳ à terme il y a 5 ans. 2ᵉ à terme il y a 4 mois. Allaitait son enfant, pas de règles.	La ligne sus-ombilicale n'existait plus il y a 2 mois, dit-elle ; seule, la ligne sous-ombilicale persistait (?).
242	27 ans.	Châtain.	16 ans.	Bien.	IV	Les 3 prem. à terme, le dern. il y a 4 ans ; n'en a nourri aucun.	La ligne a disparu totalement au bout de 3 mois, dit-elle.
243	22 ans.	Brune.	14 ans.	Alternatives d'aménorrhée et de dysménorrhée.	II	1ᵉʳ à 8 mois, il y a 5 mois. Mal réglée ensuite.	?
244	28 ans.	Blonde.	14 ans.	Bien.	III	2 à terme : elle les a nourris 18 mois. Réglée la 2ᵉ fois, 3 mois après l'accouch. qui a eu lieu il y a deux ans.	?
245	21 ans.	Brune.	17 ans.	Bien.	II	Le 1ᵉʳ à terme il y a 4 mois. Allaite actuellement.	?

Multipares enceintes.

AGE de la grossesse au moment de l'examen	PIGMENTATION mammaire	LIGNE SOUS-OMBILICALE	ARÉOLE OMBILICALE	LIGNE SUS-OMBILICALE	OBSERVATIONS
Fin du 1ᵉʳ mois.	Seins peu pigmentés.	On voit un vestige de ligne à peine marquée, jaune blanchâtre, de 5ᵐᵐ de large.	Une légère pigmentation mais très vague environne l'ombilic, sur un cent. de rayon.	Néant.	
Fin du 1ᵉʳ mois.	Seins peu pigmentés.	Ligne ombilico-pubienne jaunâtre, blafarde, de 5ᵐᵐ de large, très pâle et à peine visible.	Néant.	Id.	
Début du 2ᵉ mois.	Seins très foncés.	Ligne ombilico-pub., sépia très clair, très pâle, de 4ᵐᵐ de large.	Aréole ombilicale jaunâtre de 2 cent. de rayon, à bords diffus.	Id.	
Début du 2ᵉ mois.	Seins à peine pigmentés.	Néant.	Néant.	Id.	
Début du 2ᵉ mois.	Aréole foncée.	Id.	Id.	Id.	
2 mois.	Seins très noirs.	Ligne ombilico-pubienne, couleur sépia, de 5ᵐᵐ de large.	Aréole ombilicale de teinte plus claire et plus pâle que la ligne, de 2 cent. de rayon.	Il existe un trait fin jaune roussâtre qui part de l'aréole ombilicale et qui se perd à 2 cent. au-dessus.	
2 mois.	Seins assez pigmentés.	Néant.	Néant.	Néant.	
2 mois.	Seins à peine pigmentés.	Ligne ombilico-pubienne jaunâtre de 3ᵐᵐ de large, extrêmement pâle.	Id.	Id.	
2 mois.	Seins assez foncés.	Ligne ombilico-pubienne jaunâtre de 6ᵐᵐ de large, à peine visible près du pubis.	Id.	Id.	
2 mois.	Seins modérément foncés.	Ligne omb.-pubienne sépia, régulière, de 5ᵐᵐ de large.	Aréole ombilicale de même teinte que la ligne sous-ombil. et de 1 cent. à peine de rayon.	On voit un trait extrêmement fin, très court, de 2 cent. au-dessus de l'ombilic et à peine marqué.	Cette femme a remarqué qu'à près son acc., il y a 4 m. elle avait une ligne sus-omb. qui montait jusqu'à l'app. xiphoïde.

TABLEAU

Nᵒˢ	AGE	TEINT	RÉGLÉE		PARITÉ	CIRCONSTANCES qui ont accompagné ou suivi les grossesses antérieures	ÉVOLUTION DE LA LIGNE après les grossesses antérieures
			A quel âge	Comment			
246	30 ans.	Châtain.	15 ans.	Bien.	IV	1er à terme, le 2e à 8 mois, le 3e à terme il y a 4 ans ; a nourri le 1er seulement.	La ligne sus-ombilicale a vite disparu ; la ligne sous-ombilicale ne s'est effacée que plus tard, dit-elle.
247	27 ans.	Très brune.	13 ans.	Bien.	III	1er à 6 mois, le 2e à terme il y a 1 an ; n'a pas allaité.	?
248	32 ans.	Châtain.	11 ans.	Bien.	II	1er à terme il y a 3 ans. A allaité 14 mois. Avait, dit-elle, une ligne noire sous l'ombilic.	?
249	24 ans.	Brune.	16 ans.	Règles profuses, pas de douleurs.	II	1er à terme il y a un an. A allaité 2 mois.	La ligne a persisté pendant l'allaitement. Deux mois après le sevrage, la ligne sus-ombilicale, seule, a disparu.
250	32 ans.	Blonde.	14 ans.	Bien.	II	1er à 2 mois il y a 2 ans. Réglée six semaines après.	?
251	38 ans.	Brune.	13 ans.	Bien.	VI	1er à terme il y a 8 ans, n'a pas allaité ; puis 3 avortements ; le 5e à 7 mois il y a 1 an, vivant ; allaite actuellement.	
252	22 ans.	Brune.	16 ans.	Bien.	II	1er à terme, il y a 2 ans, allaité 17 mois. Réglée 2 fois depuis son accouchement.	?
253	30 ans.	Brune.	11 ans.	Bien.	II	1er à terme il y a 12 ans, nourri 18 mois. Réglée au bout de 15 mois.	?
254	33 ans.	Châtain.	14 ans.	Bien.	II	1er à terme il y a 13 ans ; n'a pas allaité.	?
255	32 ans.	Brune.	19 ans.	Aménorrhée.	VI	Tous à terme, allaités 22 mois chacun ; le dernier né a 3 ans.	La ligne sous-ombilicale n'a jamais disparu, dit-elle.

IV.

ÂGE de la grossesse au moment de l'examen	PIGMENTATION mammaire	LIGNE SOUS-OMBILICALE	ARÉOLE OMBILICALE	LIGNE SUS-OMBILICALE	OBSERVATIONS
2 mois.	Seins brunâtres.	Néant.	Néant.	Néant.	
2 mois.	Seins noirâtres.	Ligne ombilico-pubienne jaune blanchâtre, blafarde, de 6mm de large.	Id.	Ligne sus-ombilicale jaune, très pâle, très fine, se portant à 4 doigts sous l'app. xiphoïde.	Elle ignore si la ligne sus-ombilicale existait encore avant cette 3e grossesse.
2 mois.	Seins assez foncés.	Néant.	Néant.	Néant.	
3 mois.	Seins très foncés.	Ligne ombilico-pubienne jaunâtre, très pâle, de 5mm de large.	L'ombilic est entouré d'une aréole de même couleur et de même intensité que la ligne.	Id.	
3 mois.	Seins peu pigmentés.	Néant.	Néant.	Néant.	Maux de tête et vomissements.
3 mois.	Seins rosés.	On distingue la trace d'une ligne omb.-pub. jaune blanchâtre.	Aréole ombilicale de même aspect que la ligne sous-ombilicale.	Une ligne sus-omb. à peine visible encore, s'élève à 2 centim. au-dessus de l'aréole.	A côté de la ligne sous-omb. et parallèlement à elle, on voit une cicatrice opératoire blanche et exempte de toute pigmentation.
3 mois ½.	Seins assez pigmentés.	On voit une ligne blafarde, omb.-pub. un peu plus accentuée près du pubis et de 6 millim. de large.	Néant.	Néant.	
2 mois ½.	Seins peu pigmentés.	L'ombilico-pub. jaune blanchâtre à peine visible, de 4 millim. de large.	Aréole de même aspect que la ligne sous-jacente, de 1 centim. de rayon.	Id.	
3 mois.	Seins assez pigmentés.	Néant.	Néant.	Id	
3 mois.	Seins noirs.	Ligne ombilico-pub. jaune pâle à peine marquée, ayant l'aspect atone d'une ancienne ligne, large de 7 millim.	Id.	Id.	

TABLEAU IV.

Nos	AGE	TEINT	RÉGLÉE À quel âge	RÉGLÉE Comment	PARITÉ	CIRCONSTANCES qui ont accompagné ou suivi les grossesses antérieures	ÉVOLUTION DE LA LIGNE après les grossesses antérieures	AGE de la grossesse au moment de l'examen	PIGMENTATION mammaire	LIGNE SOUS-OMBILICALE	ARÉOLE OMBILICALE	LIGNE SUS-OMBILICALE	OBSERVATIONS
256	30 ans.	Brune.	14 ans.	Dieu.	II	Le 1er à terme il y a 3 ans ; allaité 18 mois.	?	4 mois.	Seins assez pigmentés.	Néant.	Néant.	Néant.	Montée laiteuse, ne sent plus remuer son enfant : auscultation du fœtus négative.
257	42 ans.	Brune.	12 ans.	Bien.	XI	Les 10 premiers à terme ; le dernier il y a 3 ans, allaités 9 mois chacun.	A eu une ligne à toutes ses grossesses, dit-elle, elles ont disparu très lentement.	4 mois ½.	Seins très noirs.	Trace de ligne omb.-pub., atone.	Id.	Id.	Cette femme a subi 2 opérations : ovariotomie gauche et hystéropexie. Elle a, depuis, eu un enfant à terme il y a 3 ans.
258	28 ans.	Châtain.	15 ans.	Bien.	V	Le 1er à terme, allaité 1 mois ; le 2e à 6 mois ; le 3e à 3 mois ; le 4e à terme il y a 10 mois, pas allaité. Les règles ont toujours reparu 6 semaines après l'expulsion du fœtus.	?	4 mois.	Seins assez pigmentés.	Ligne sus-pub., assez marquée près du pubis, et se perdant à 2 doigts sous l'ombilic, de 6 millim. de large, couleur sépia clair.	Id.	Id.	
259	26 ans.	Blonde.	21 ans.	Tous les 2 mois.	II	1er il y a 2 ans à 3 mois.	?	4 mois.	Seins peu pigmentés.	Ligne omb.-pub. imperceptible.	Aréole ombilicale jaunâtre très pâle, de 1 centim. de rayon.	Id.	
260	25 ans.	Brune.	14 ans.	Bien.	II	1er à terme il y a 2 ans, allaité 6 mois. Réglée 1 mois après le sevrage.	?		Seins à peine pigmentés.	Ligne omb.-pub. couleur sépia clair, très pâle, de 6 mill. de large.	Aréole ombilicale de même teinte que la ligne sous-jacente, de 1 centim. ½ de rayon.	Id.	
261	21 ans.	Châtain.	13 ans.	Bien.	II	1er il y a 22 mois à terme, nourri 7 mois. Réglée le 8e mois.	?	4 mois.	Seins assez bruns.	Néant.	Néant.	Id.	
262	32 ans.	Brune.	15 ans.	Bien.	II	1er il y a 6 mois, à terme, nourrissait, n'a plus été réglée.	Avait une ligne brune qui remontait au-dessus de l'ombilic.	4 mois.	Seins très bruns.	Ligne ombilico-pub. jaune rougeâtre de 7 milt. de large.	Aréole ombilicale de même teinte que la ligne sous-jacente, de 3 centim. de rayon.	Ligne sus-omb. couleur sépia clair, fine et pâle, remontant à 3 doigts au-dessus de l'ombilic.	
263	25 ans.	Brune.	14 ans.	Bien.	II	1er avortement de 3 mois, il y a 4 ans.	?	4 mois.	Seins peu pigmentés.	Ligne omb.-pub. régulière, couleur sépia très pâle, de 5 millim. de large.	Aréole ombilicale de teinte plus pâle que la ligne sous-ombilicale.	Néant.	
264	40 ans.	Brune.	16 ans.	Bien.	IX	Tous à terme, sauf le 3e né à 8 mois. N'a allaité que les 2 premiers.	La ligne sus-ombilicale a toujours disparu rapidement.	4 mois.	Seins noirs.	On voit une trace jaunâtre extrêmement pâle, à peine visible, de 8 millim. de larg.	Néant.	Id.	Peau abdominale criblée de vergetures, mais très blanche.
265	21 ans.	Brune.	15 ans.	Bien au bout de 2 ans.	III	1er à terme il y a 5 ans, 2e à terme il y a 2 ans, n'en a nourri aucun.	?	5 mois.	Seins peu pigmentés.	Néant.	Id.	Id.	

TABLEAU IV.

N°	AGE	TEINT	RÉGLÉE A quel âge	RÉGLÉE Comment	PARITÉ	CIRCONSTANCES qui ont accompagné ou suivi les grossesses antérieures	ÉVOLUTION DE LA LIGNE après les grossesses antérieures	AGE de la grossesse au moment de l'examen	PIGMENTATION mammaire	LIGNE SOUS-OMBILICALE	ARÉOLE OMBILICALE	LIGNE SUS-OMBILICALE	OBSERVATIONS
266	23 ans.	Châtain.	14 ans.	Bien.	II	1er à terme il y a 26 mois, allaitait encore quand elle devenue enceinte.	Avait une ligne brune, dit-elle; la ligne sus-ombil. a disparu 3 mois après l'acc. (?).	5 mois.	Seins peu pigmentés.	Ligne ombilico-pubienne à l'état de vestige, jaune pâle, de 5 mill. de large.	Aréole ombilicale jaunâtre très pâle, de 2 contim. de rayon.	Néant.	
267	28 ans.	Blonde.	17 ans.	Mal; douleurs abdominales.	III	2 premiers à terme, allaités 20 mois tous les deux.	Avait une ligne brune, pas d'autre renseignement.	5 mois.	Seins très pigmentés.	Ligne ombil.-pubienne jaunâtre, très pâle, de 7 mill. de large.	Aréole ombilicale régulière de 2 cent. de rayon et de même teinte que la ligne sous-jacente.	Id.	
268	23 ans.	Brune.	11 ans.	Bien.	III	1er à 3 mois; 2e à 7 mois, macéré, il y a un an.	?	5 mois.	Seins assez pigmentés.	Ligne ombil.-pubienne couleur sépia clair, de 4 mill. de large, très régulière.	Aréole ombilicale de même teinte que la ligne sous-jacente, de 1 cent. ½ de rayon.	Id.	Suit un traitement mercuriel.
269	39 ans.	Brune.	16 ans.	Bien.	II	1er à terme il y a 10 ans, pas allaité.	?	5 mois.	Seins très bruns.	Ligne ombil.-pubienne couleur sépia, de 7 millim. de large.	Aréole ombilicale couleur sépia, de 2 cent. de rayon.	Id.	
270	28 ans.	Châtain.	14 ans.	Bien.	IX	Tous à terme, allaités par la mère 14 mois environ; le dernier né a 2 ans.	?	5 mois.	Seins noirs.	Ligne ombilico-pubienne à l'état de trace jaunâtre, de 8 millim. de large, coupée par de nombreuses vergetures blanches et nacrées.	Id.	Id.	
271	25 ans.	Brune.	13 ans.	Aménorrhée, toujours mal réglée : douleurs abdominales.	II	1er à terme, il y a 5 ans; a allaité 16 mois; mal réglée ensuite.	La ligne sous-ombilicale existait, dit-elle, avant sa 1re grossesse, mais n'a pas disparu après.	5 mois.	Seins très bruns.	Ligne ombil.-pubienne couleur brun sépia, à bords diffus.	Aréole ombilicale assez marquée, couleur sépia, de 1 cent. ½ de rayon.	Ligne sus-ombilicale, très pâle, fine, de 2 millim. de largeur, s'effilant et se perdant à 2 doigts au-dessous de l'ombilic.	
272	38 ans.	Brune.	15 ans.	Bien.	XII	Tous à terme; en a nourri neuf.	?	6 mois.	Seins très noirs.	On voit des traces de ligne ombilico-pubienne, jaunâtres, coupées par d'innombrables vergetures.	Néant.	Néant.	
273	35 ans.	Brune.	13 ans.	Bien.	V	Les 4 prem. à terme : tous allaités par la mère, le dernier pendant 7 mois seulem.	La ligne sus-ombilicale, dit-elle, disparaissait avant la ligne sous-ombilicale; pas d'autre renseignement.	6 mois.	Seins très brune.	Ligne ombil.-pubienne jaunâtre très pâle, large de 8 millim. très nette.	Aréole ombilicale très large de 3 cent. de rayon environ, vague diffuse sur les bords. La partie gauche est plus accentuée que la droite.	Id.	
274	24 ans.	Châtain clair.	18 ans.	Bien.	IV	1er à 6 mois, a vécu 6 h.; 2e à 8 mois, a vécu 1 jour; 3e à 8 mois, a vécu 3 sem.; a nourri ce dernier 3 sem. Perd beaucoup de sang pendant ses gross.	?	6 mois.	Seins très noirs.	Ligne ombil.-pubienne jaunâtre très pâle, peu marquée.	Aréole ombilicale jaunâtre, de 1 centim. de rayon.	Id.	
275	28 ans.	Brune.	13 ans.	Bien.	IV	2 prem. à terme; le 3e à 3 mois, il y a 2 ans. N'en a allaité aucun.	?	6 mois.	Seins assez pigmentés.	Néant.	Néant.	Id.	
276	21 ans.	Châtain.	14 ans.	Bien.	II	Avortement à 3 mois, il y a 1 an ¼.	?	6 mois.	Seins assez bruns.	Ligne ombil.-pubienne couleur sépia clair, assez vigoureuse, de 6 millim. de large.	Aréole ombilicale régulière, très foncée, plus accentuée dans sa moitié gauche.	Il existe une ombre fine à peine visible au-dessus de l'aréole, là où se constituera plus tard la ligne sus-ombilicale.	

TABLEAU IV.

N°⁵	AGE	TEINT	RÉGLÉE — A quel âge	RÉGLÉE — Comment	PARITÉ	CIRCONSTANCES qui ont accompagné ou suivi les grossesses antérieures	ÉVOLUTION DE LA LIGNE après les grossesses antérieures	AGE de la grossesse au moment de l'examen	PIGMENTATION mammaire	LIGNE SOUS-OMBILICALE	ARÉOLE OMBILICALE	LIGNE SUS-OMBILICALE	OBSERVATIONS
277	36 ans	Brune.	14 ans.	Bien.	III	1er à terme, il y a 10 ans; le 2e à 8 mois, il y a 8 ans. N'en a nourri aucun.	?	6 mois.	Seins à peine pigmentés.	Ligne ombil.-pubienne sépia clair, plus foncée près du pubis, de 6 mill. de large, très diffuse.	Aréole ombilicale jaunâtre, très diffuse, peu marquée.	Néant.	
278	26 ans.	Châtain.	12 ans.	Bien.	II	1er à terme, il y a 6 ans, nourri 13 mois. Réglée 3 mois après l'accouchement.	?	6 mois.	Seins très brune	Ligne omb.-pub. sépia très clair, 7 millim. de large.	Aréole omb. très rég. de 1 centim. ½ de rayon.	Id.	
279	26 ans.	Brune.	14 ans.	Bien.	IV	Les 3 prem. à terme; le dern. né, il y a 2 ans et nourri 3 mois par la mère.	?	6 mois.	Seins très bruns	Ligne omb.-pub. couleur sépia clair, très pâle, de 6 millim. de large.	Aréole omb. jaunâtre peu vigoureuse.	Id.	
280	34 ans.	Brune.	13 ans.	Bien.	II	1er à terme, il y a 8 ans; a nourri 26 jours. Réglée 6 semaines après.	?	6 mois.	Seins peu pigm.	Ligne omb.-pub. jaunâtre, à peine visib. aspect de lig. anc. plutôt que récente.	Aréole omb. jaunâtre à peine visible.	Id.	
281	34 ans.	Brune.	14 ans.	Bien.	III	1re à terme il y a 15 ans, nourri 1 an; le 2e à terme il y a 1 an. allaité 1 mois. Réglée le 2e mois.	?	6 mois.	Seins très noirs.	Ligne omb.-pub. jaunâtre à peine visible, de 5 millim. de large.	Néant.	Id.	
282	24 ans.	Châtain.	9 ans.	Bien.	II	1er à terme, il y a 12 mois; a all. 10 mois. Réglée au bout de 3 mois environ, mais toujours mal.	?	6 mois.	Seins bruns.	Ligne omb.-pub. br. sépia, irrégul., plus large près de l'omb. où elle atteint de 6 à 9 millim. de large.	Aréole omb. coul. sépia régul., de 2 cent. de rayon.	Ligne sus-omb. fine de 2 millim. se perd. à 4 doigts au-dessus de l'aréole ombilic.	
283	31 ans.	Brune.	12 ans.	Tous les 2 ou 3 mois seulement.	III	Les 2 prem. à terme, nourris 1 an tous 2 par la mère, mal réglée depuis.	La ligne n'a jamais disparu après ses grossesses, dit-elle.	7 mois.	Seins très noirs.	Ligne omb.-pub. jaunâtre, pâle, larg. mais diffuse.	Aréole omb. de 1 cent. de rayon, de même teinte que la ligne sous-ombilicale.	Ligne sus-omb., pâle, fine, imperceptible, se perdant à 3 doigts au-dessous de l'omb.	
284	35 ans.	Brune.	14 ans.	Bien.	III	1er à 5 mois, le 2e à 2 mois. Réglée 6 sem. après.	?	7 mois.	Seins peu pigm.	Ligne omb.-pub. brunâtre, de 6 millim. de large, très vigour.	Aréole omb. brunâtre de 2 cent. de rayon, plus foncée que la ligne sous-jacente.	Néant.	
285	36 ans.	Brune.	14 ans.	Bien.	III	1er à terme, il y a 7 ans; n'a pas nourri; le 3e à terme il y a 4 ans; a allaité 2 mois, régl. le 3e mois.	?	7e mois.	Seins très bruns.	Ligne ombil.-pub. à l'état de trace jaun. peu vigoureuse.	Aréole omb. jaunâtre à peine visible.	Id.	
286	41 ans.	Brune.	18 ans.	Bien.	VIII	Tous à terme; nourri 18 m., a eu une ligne sous-omb.; pas d'autre renseignem.	?	7e mois.	Seins noirs.	Ligne omb.-pub. à p. visible, coupée par nombr. vergetures.	Aréole ombil. à peine visible.	Id.	
287	28 ans.	Blonde.	12 ans.	Bien.	V	Tous à terme, nourri 1 an. Pas de règles pendant l'allait. sauf la 1re fois.	?	7e mois.	Seins bruns.	Ligne omb.-pub. jaunâtre, très pâle, très diffuse.	Aréole ombil. brunâtre plus appar. que la ligne sous-omb.	Id.	
288	34 ans.	Brune.	15 ans.	Tous les 15 jours. Douleurs abdominales.	III	1er à terme nourri 14 m., le 2e à 4 mois, il y a 2 ans.	A remarqué que sa ligne, à la fin de sa 1re grossesse remontait à l'app. xiph. ne sait rien sur sa régression.	7e mois.	Seins peu pigm.	Ligne omb.-pub. sépia clair, de 3 millim. seulement de large.	Ombilic entouré d'une aréole de même coul. que la ligne sous-ombilicale.	Ébauche de ligne sus-omb. peu vigour. de 1 mill. de large, se perd à 2 doigts au dessus de l'aréole ombil.	

TABLEAU IV.

N°	ÂGE	TEINT	RÉGLÉE À quel âge	RÉGLÉE Comment	PARITÉ	CIRCONSTANCES qui ont accompagné ou suivi les grossesses antérieures	ÉVOLUTION DE LA LIGNE après les grossesses antérieures	ÂGE de la grossesse au moment de l'examen	PIGMENTATION mammaire	LIGNE SOUS-OMBILICALE	ARÉOLE OMBILICALE	LIGNE SUS-OMBILICALE	OBSERVATIONS
289	21 ans.	Brune.	10 ans.	Bien.	II	1er à terme, il y a 2 ans; n'a pas allaité. Réglée 9 mois après seulement.	?	7 mois.	Seins noirs.	Ligne omb.-pub. épia très pâle, aboutissant à droite de l'ombilic.	L'aréole omb. n'existe que dans sa moitié droite seulement. La ligne sous-ombilic. semble donc passer à droite de l'ombilic.	Il existe un petit prolong. pâle et fin au-dessus de l'ombilic.	
290	23 ans.	Brune.	13 ans.	Bien.	II	1er à terme, il y a 3 ans ½; a nourri 16 m. Réglée le 9e mois.	?	7 mois.	Seins très noirs.	Ligne omb.-pub. sépia, de 8 mill. de large, très régulière.	Néant.	Ligne sus-omb. très fine, de 2 millim. à peine de large, montant jusqu'à l'app. xiphoïde.	
291	35 ans.	Châtain.	12 ans.	Bien.	II	Le 1er à terme; a nourri 12 mois.	?	8e mois.	Seins noirâtres.	Ligne omb.-pubienne sépia très clair, pâle, de 6 millim. de large.	Aréole beaucoup plus foncée que la ligne sous-ombilicale, d'un centim. de rayon.	Ligne sus-ombilicale finissant à 2 doigts au-dessous de l'omb., plus large à sa partie supérieure.	
292	25 ans.	Châtain clair.	10 ans.	Bien.	II	1er à terme; a nourri 2 mois. Les règles sont revenues 3 mois après l'accouchem.	Dit avoir remarqué que tant qu'elle allaitait, la ligne persistait. Elle a commencé à s'atténuer après le sevrage, mais n'a pas complètement disparu.	8e mois.	Seins peu pigmentés.	Ligne omb.-pubienne couleur marron foncé, de 5 millim. de large.	Ombilic entouré d'une aréole de 3 centim. de rayon, très brune en son centre.	Ligne sus-ombilic. de 8 millim. de large près de l'ombilic, pâlissant et s'effilant à sa partie supérieure, pour disparaître à l'appendice xiphoïde même, de même teinte que la ligne O. P.	Vue par nous au 7e mois, elle avait un trait fin, pâle, imperçept. au-dessous de l'ombil. de 2 centim. de long., à peine visible.
293	25 ans.	Brune.	9 ans.	Bien.	IV	Les 2 premiers à terme; 3e avort. de 3 mois ½. N'a nourri que le 2e seulement.	?	8e mois.	Seins très noirs.	Ligne omb.-pubienne irrégulière, couleur sépia très clair, de 4 millim. de large.	Aréole ombil. couleur sépia clair, très large, de 2 cent. ½ de rayon.	Ligne sus-omb. régul. de 9 millim. de large, montant jusq. l'app. xiphoïde, très nette.	A eu 3 hémorr. utérines pend. cette grossesse.
294	26 ans.	Châtain.	14 ans.	Bien.	III	1er à 3 mois, le 2e à terme, macéré, il y a 4 ans.	?	8e mois.	Seins assez pigmentés.	Néant.	Néant.	Néant.	Gros œuf; suit un traitem. anti-syphil. Femme très grasse.
295	28 ans.	Châtain.	13 ans.	Bien.	II	1er à terme, il y a 3 ans. N'a pas allaité. Réglée 6 sem. après.	?	8e mois.	Seins très foncés	Ligne sus-pubienne se perdant à 3 doigts sous l'ombilic, coul. sépia très clair, très diffuse, de 6 millim. de largeur environ.	Id.	Id.	
296	30 ans	Châtain.	10 ans.	Bien.	II	1er à terme, il y a 1 an; a allaité 7 mois. Réglée au bout de 3 mois seulement.	?	8e mois.	Seins assez pigmentés.	Ligne omb.-pubienne très régulière, sépia, de 7 millim. de large.	Aréole plus pâle que la ligne sous-ombil. de 2 cent. de rayon.	Ligne sus-omb. déviée présentant une courbure à concavité gauche, sépia très clair et très pâle, se perdant à 3 doigts sous l'append. xiphoïde.	
297	21 ans.	Châtain.	15 ans.	Bien.	II	1er à terme, il y a 3 ans ½; n'a pas allaité. Réglée 6 semaines apr. l'accouc.	?	8e mois.	Seins très foncés	Ligne sous-omb. sépia très clair, pâle près du pubis, plus foncée près de l'ombilic, où elle mesure 4 millim.	Aréole très régulière, couleur sépia clair, de 1 cent. ½ de rayon.	Néant.	
298	34 ans.	Brune.	11 ans.	Bien	III	1er à terme, il y a 10 ans; a allaité 14 mois; puis avortem. de 3 mois, il y a 4 ans.	?	8e mois.	Seins rouge vineux.	Ligne omb.-pubienne couleur jaune rouss. de 5 millim. de large en forme d'S inversé.	Aréole ombil. jaunâtre de 1 cent. ½ de large.	Ligne sus-omb. rectil., couleur jaunâtre, très fine et très pâle, se perdant à 3 travers de doigt, sous l'app. xiphoïde.	

TABLEAU IV.

N°°	AGE	TEINT	RÉGLÉE — À quel âge	RÉGLÉE — Comment	PARITÉ	CIRCONSTANCES qui ont accompagné ou suivi les grossesses antérieures	ÉVOLUTION DE LA LIGNE après les grossesses antérieures	AGE de la grossesse au moment de l'examen	PIGMENTATION mammaire	LIGNE SOUS-OMBILICALE	ARÉOLE OMBILICALE	LIGNE SUS-OMBILICALE	OBSERVATIONS
299	26 ans.	Châtain.	14 ans.	Bien.	II	1er à terme; allaité 20 mois. Réglée 6 sem. après l'accouchem.	Avait une ligne brune qui, dit-elle, a disparu complètement.	8e mois.	Seins à peine pigmentés.	Ligne omb.-pubienne sépia clair, pâle, plus foncée près du pubis, de 5 millim. de large.	Aréole ombil. jaunâtre peu accentuée, de 1 centim. ½ de rayon.	Ligne sus-omb. commençant à l'aréole ombilicale et se terminant à 2 centim. au-dessus, jaune pâle, imperceptible.	
300	39 ans.	Brune.	17 ans.	Alternatives d'aménorrhée et de dysménorrhée.	II	1er à terme, il y a 18 mois. Réglée 7 mois seulement après l'accouchem.; a nourri son enfant 6 mois.	?	8e mois.	Seins jaune fauve.	Ligne omb.-pubienne sépia, de 6 millim. de large, aboutissant à gauche de l'ombilic.	Aréole ombilicale plus foncée en son centre, de 2 cent. de rayon.	Ligne sus-omb. jaunâtre, pâle et très fine, aboutissant à droite de l'ombilic.	Dit avoir vu sa ligne brune avant sa 1re grossesse.
301	27 ans.	Brune.	16 ans.	Bien.	III	1er il y a 5 ans, à terme; le 2e il y a 2 ans, à terme: n'en a nourri aucun. Régl. chaque fois 6 semaines après l'accouchement.	A remarqué qu'elle avait une ligne brune à ses 2 premières grossesses et que cette ligne disparaissait assez rapidem. après l'accouchement.	8e mois.	Seins très noirs.	Ligne omb.-pubienne, jaunâtre, à peine visible.	Aréole ombil. jaunâtre, à peine visible.	Néant.	
302	32 ans.	Châtain foncé	14 ans.	Bien.	III	1er il y a 4 ans, à terme; le 2e il y a 3 ans, à terme; nourris tous les deux 14 mois.	?	9 mois.	Seins très noirs.	Ligne omb.-pubienne, irrégulière, couleur sépia, très marquée et large près du pubis et près de l'omb., pâle et fine en son milieu.	L'ombilic, en saillie, est entouré d'une aréole de 1 centim. ½ de rayon, de même teinte que la ligne, en sa moitié gauche, très pâle en sa moitié dr.	Ligne sus-omb. de même teinte que la ligne sous-ombil., mais plus pâle, plus fine, remontant jusqu'à l'appendice xiphoïde.	
303	21 ans.	Blonde.	15 ans.	Irrégulièrem. souvent aménorrh.	II	1er à terme il y 2 ans; mal réglée depuis. A nourri 6 mois.	La ligne sus-omb. seule a disparu; la ligne sous-omb. a pâli, mais non disparu complètement.	9e mois.	Seins peu pigmentés.	Ligne omb-pub. coul. sépia, large de 8 millim. près du pubis, de 5 millim. seulement près de l'ombilic.	Aréole jaunâtre, très pâle, régulière, de 1 centim. de rayon.	Ligne sus-omb. pâle et fine de 1 millim., remontant jusqu'à 3 doigts au-dessous de l'app. xiphoïde.	Elle a toujours eu une lig. brune depuis qu'elle est réglée, dit-elle. Peau abdominale basanée.
304	31 ans.	Châtain foncé	17 ans.	Bien.	VI	Tous à termes. le dernier il y a 2 ans, tous allaités pendant 2 ans.	La ligne sous-omb. n'a jamais entièrement disparu.	9e mois.	Seins très noirs.	Ligne omb.-pub. sépia de 6 millim. de large, mais plus pâle et plus fine près du pubis.	Aréole de même teinte, de 2 cent. de rayon.	Ligne sus-omb. de 2 millim. de large à sa base, s'effilant et pâlissant près de l'app. xiphoïde.	
305	38 ans.	Très brune.	13 ans.	Bien.	VI	4 avortements au 3e et au 4e mois. Le 5e il y a 2 ans, à terme; elle l'a nourri 16 mois.	?	9 mois.	Seins très noirs.	Ligne omb.-pub. sépia clair, de 4 millim. de large, irrégulière.	Aréole ombilicale jaunâtre, plus pâle que la ligne omb.-pub.	Ligne sus-ombil. très nette, de 3 millim. de large, atteignant l'app. xiphoïde.	l'eau abdominale brunie. Vue par nous au 8e mois, la ligne brune était extrêmement pâle; la ligne sus-omb. existait déjà en entier. Cette femme a acc. le soir du jour où l'exam. fut pratiq., de deux jumeaux.
306	19 ans.	Châtain.	13 ans.	Bien.	II	1er à 8 mois, il y a 1 an ¼, n'a allaité que 38 jours. Réglée 6 sem. après l'accouchement.	La ligne brune qu'elle avait, dit-elle, a rapidement disparu.	9e mois.	Seins peu pigmentés.	Ligne omb.-pub. couleur sépia très clair, pâle, de 4 millim. de large environ, diffuse, pâlissant à 3 doigts sous l'ombilic, pour se confondre avec la teinte de la peau abdom. brunie.	Aréole omb. jaunâtre, très pâle et à peine visible.	Ligne sus-ombil. très pâle, très fine, imperceptible, de 2 cent. de long.	

TABLEAU IV.

N°	AGE	TEINT	RÉGLÉE — À quel âge	RÉGLÉE — Comment	PARITÉ	CIRCONSTANCES qui ont accompagné ou suivi les grossesses antérieures	ÉVOLUTION DE LA LIGNE après les grossesses antérieures	AGE de la grossesse au moment de l'examen	PIGMENTATION mammaire	LIGNE SOUS-OMBILICALE	ARÉOLE OMBILICALE	LIGNE SUS-OMBILICALE	OBSERVATIONS
307	28 ans.	Châtain.	17 ans.	Dysménorrhée.	II	La gross. précédente s'est terminée, il y a 1 an par un avortem. au 3e mois. Très mal réglée depuis.	?	9e mois.	Seins très pigmentés.	Ligne omb.-pubienne jaunâtre, pâle et peu marquée de 4 millim. de large.	L'ombilic est peu teinté dans sa partie intérieure.	On voit une ébauche de ligne sus-omb. impercep. et très pâle, de 2 cent. ½ de longueur environ.	
308	19 ans.	Brune.	15 ans.	Rien.	II	1er à terme, il y a 1 an, n'a pas allaité. Réglée 6 sem. après.	La ligne sus-omb. seule a disparu, dit-elle.	9 mois.	Seins noirâtres.	Ligne omb.-pub. couleur brun sépia, de 6 millim. de large, très régulière.	Aréole omb. de même teinte que la ligne brune, de 1 cent. ½ de rayon.	Ligne sus-ombilic. de 9 millim. de large, se perdant en s'élargis. près de l'app. xiph.	l'eau abdominale recouverte d'un hâlo léger.
309	30 ans.	Brune.	14 ans.	Bien.	II	1er à terme, il y a 2 ans: nourri 6 mois seul. Réglée 6 sem. après.	La ligne sus-omb. a disparu bien vite, dit-elle, et bien avant la ligne sous-ombilic, mais celle-ci a laissé une trace.	9e mois.	Seins assez pigmentés.	Ligne omb.-pub., brun sépia, de 7 millim. de large, assez régulière.	Aréole omb. brunâtre, de 2 centimètres de rayon.	Ligne sus-ombilic. plus pâle que la lig. sous-omb., de 9 millim. de large: monte jusqu'à 1 doigt au-dessous de l'app. xiphoïde.	
310	39 ans.	Blonde.	16 ans.	Bien.	V	Les 4 premiers à terme, le dernier: il y a 1 an, allaité 8 mois.	Après chaque accouchem., la ligne disparaît, mais elle conserve, dit-elle, toujours une pigm. péri-ombilicale.	5e mois.	Seins peu pigmentés.	Ligne omb.-pub. jaunâtre, irrég., pâle, imperceptible.	L'ombilic est entouré d'une aréole jaune roussâtre, très vigoureuse, un peu dentelée, de 2 cent. ½ de rayon.	Au-dessus de l'ombilic, on voit une ligne à l'état d'ébauche, très fine, très pâle, se terminant à un travers de main au-dessous de l'app. xyph.	
311	36 ans.	Brune.	18 ans.	Bien.	III	1er avortem. de 5 mois; 2e mort à terme. Réglée 6 sem. après.	?	9 mois.	Seins très noirs.	Ligne omb.-pubienne sinueuse, à double courbure, comme un S inversé, couleur sépia.	Aréole omb. de même teinte que la ligne sous-ombilicale, de 2 cent. ½ de rayon, à bords dégradés.	Ligne sus-omb. sinueuse comme la ligne sous-omb. formant un S entre l'app. xiph. et l'omb., de 2 millim. de largeur.	

TABLEAU V. — **Primipares non enceintes.**

N°	AGE	TEINT	RÈGLES avant la gestation	AGE de la grossesse	TEMPS ÉCOULÉ depuis l'expulsion du fœtus	PIGMENTATION MAMMAIRE	ALLAITEMENT	MENSTRUATION	LIGNE BRUNE
312	24 ans.	Châtain clair.	Irrégulières, douloureuses.	A terme.	1 jour.	Seins foncés.	Allaite.	Néant.	Ligne xiphoïdo-pubienne très foncée, identique à ce qu'elle était avant l'accouchement.
313	24 ans.	Blonde.	Bien réglée.	9e mois.	2 jours.	Seins peu colorés.	Id.	Id.	Ligne xiphoïdo-pubienne brun sépia, large de 6 millim. Avant l'accouchement la ligne sous-ombilicale se voyait à peine. Elle est aujourd'hui très marquée.
314	21 ans.	Brune.	Bien réglée.	9e mois.	3 jours.	Seins noirs.	Id.	Id.	Ligne ombilico-pubienne brun marron, contournant l'ombilic à sa gauche et se perdant à 2 doigts sous l'appendice xiphoïde. Peau abdominale bronzée. Cette ligne brune est plus accentuée que l'avant-veille de l'accouchement.
315	20 ans.	Châtain.	Mal réglée.	9e mois.	4 jours.	Seins peu foncés.	Id.	Id.	Ligne sous-ombilicale pâle près du pubis, mais très marquée et très large près de l'ombilic, qu'elle contourne pour se continuer en un trait fin jusqu'à 4 doigts sous l'appendice xiphoïde.
316	19 ans.	Brune.	Bien réglée.	9e mois.	5 jours.	Seins noirs.	Id.	Id.	Ligne ombilico-pubienne se continuant par un filet très net jusqu'à 2 doigts sous l'appendice xiphoïde; vue avant l'accouchement, cette ligne n'était pas si marquée.
317	22 ans.	nne.	Mal réglée.	9e mois.	6 jours.	Seins très bruns.	Id.	Id.	Ligne xiphoïdo-pubienne couleur marron, de 8 millim. de large sous l'ombilic. La ligne sous-omb. existait, dit-elle, avant sa grossesse. La ligne brune était plus pâle avant l'accouchement.
318	19 ans.	Brune.	Bien réglée.	9e mois.	7 jours.	Seins noirs.	Id.	Id.	Ligne ombilico-pubienne de 8 millim. de large, plus foncée vers l'ombilic, se continuant jusqu'à un travers de main sous l'appendice xiphoïde. Cette dernière ligne se voyait à peine avant l'accouchement.
319	20 ans.	Châtain.	Bien réglée.	9e mois.	8 jours.	Seins peu pigmentés.	Id.	Id.	Ligne ombilico-pubienne couleur sépia très brun, contournant régulièrement l'ombilic et se continuant par une ligne en forme d'8, jusqu'à l'appendice xiphoïde.
320	21 ans.	Châtain.	Mal réglée.	9e mois.	8 jours.	Seins assez pigmentés.	Id.	Id.	Ligne xiphoïdo-pubienne très foncée, passant à gauche de l'ombilic et se continuant par une ligne fine, très nette jusqu'à l'appendice xiphoïde.
321	23 ans.	Brune.	Bien réglée.	9e mois.	8 jours.	Seins noirs.	Id.	Id.	Ligne ombilico-pubienne de 4 millim. de large, brun sépia, entourant l'ombilic et se continuant jusqu'à 2 doigts sous l'appendice xiphoïde.
322	25 ans.	Blonde.	Bien réglée.	9e mois.	9 jours.	Seins peu pigmentés.	Id.	Id.	Ligne xiphoïdo-pubienne sépia clair. La partie sus-ombilicale n'existait pas un mois avant l'accouchement, lorsque nous avons pratiqué notre premier examen de cette femme.
323	18 ans.	Brune.	Bien réglée.	6e mois.	0 jours.	Seins à peine colorés.	Néant.	Id.	Ligne ombilico-pubienne sépia clair, de 4 millim. de large, et aréole ombilicale de même teinte. La ligne est plus accentuée que 4 jours avant cet accouchement prématuré.
324	21 ans.	Brune.	Dysménorrhée.	9 mois.	1 mois.	Seins foncés.	15 jours seulement.	Néant.	Ligne xiphoïdo-pubienne couleur marron, se prolongeant au-dessus de l'ombilic.
325	22 ans.	Brune.	Toujours mal.	A terme.	1 mois.	Seins modérément foncés.	Allaite.	Id.	Ligne xiphoïdo-pubienne couleur chocolat, de 8 mill. de large. La peau abdominale tout entière est fortement brunie.
326	25 ans.	Châtain.	Bien r	A terme.	40 jours.	Seins peu pigmentés.	A nourri 10 jours.	Id.	Ligne ombilico-pubienne brun sépia, contournant l'ombilic et se continuant jusqu'à 4 doigts sous l'appendice xiphoïde.
327	27 ans.	Blonde.	Bien réglée.	A terme.	2 mois.	Seins à peine pigmentés.	Ne nourrit pas.	Retour de couches la 6e semaine.	Ligne ombilico-pubienne sépia très clair. Aucune trace de ligne sus-ombilicale.

TABLEAU V.

Nᵒˢ	AGE	TEINT	RÈGLES avant la gestation	AGE de la grossesse	TEMPS ÉCOULÉ depuis l'expulsion du fœtus	PIGMENTATION MAMMAIRE	ALLAITEMENT	MENSTRUATION	LIGNE BRUNE
328	19 ans.	Brune.	Bien réglée.	A terme.	2 mois.	Seins foncés.	Allaite.	Retour de couches la 6ᵉ semaine.	Ligne ombilico-pubienne couleur chocolat, qui contourne l'ombilic et s'élève très pâle, jusqu'à 3 doigts sous l'appendice xiphoïde.
329	21 ans.	Châtain.	Bien réglée.	A terme.	2 mois ½.	Seins peu colorés.	Allaite.	Retour de couches la 7ᵉ semaine.	Ligne ombilico-pubienne très brune, se continuant au-dessus de l'ombilic par un trait de 4 centim. seulement de long. Pour abdominale très bronzée.
330	23 ans.	Châtain.	Bien réglée.	A terme.	3 mois.	Seins peu colorés.	Ne nourrit pas.	Réglée 1 fois.	Ligne ombilico-pubienne sépia griâtre, pâle près du pubis. Rien au-dessus de l'ombilic.
331	20 ans.	Brune.	Bien réglée.	A terme.	3 mois.	Seins assez pigmentés.	Allaite.	Retour de couches la 6ᵉ semaine.	Ligne ombilico-pubienne foncée, contournant l'ombilic et se continuant par un trait fin et très pâle jusqu'à 3 doigts au-dessous de l'appendice xiphoïde.
332	20 ans.	Brun clair.	M réglée, parfois aménorrhée de 2 mois.	A terme.	3 mois.	Seins très bruns.	Ne nourrit pas.	Réglée 1 fois.	Ligne ombilico-pubienne brune encore, entourant l'ombilic. Rien au-dessus de l'ombilic, si ce n'est une ombre courte et imperceptible.
333	28 ans.	Blonde.	Bien réglée.	A terme.	3 mois.	Seins à peine colorés.	Ne nourrit pas.	Réglée.	Ligne ombilico-pubienne très pâle. Rien au-dessus de l'omb.
334	24 ans.	Brune.	Bien réglée.	A terme.	3 mois.	Soins assez foncés.	Allaite.	Retour de couches la 6ᵉ semaine.	Ligne ombilico-pubienne couleur marron clair; au-dessus de l'ombilic, il existe un filet pâle qui remonte jusqu'à 4 doigts sous l'appendice xiphoïde.
335	21 ans.	Châtain.	Bien réglée.	A terme.	3 mois.	Seins peu pigmentés.	Allaite.	Retour de couches la 6ᵉ semaine.	Ligne ombilico-pubienne sépia, contournant l'ombilic et se continuant jusqu'à 2 doigts au-dessous de l'app. xiphoïde.
336	21 ans.	Châtain clair.	Bien réglée.	A terme.	3 mois.	Seins à peine colorés.	Ne nourrit pas.	Réglée 1 fois.	Ligne ombilico-pubienne couleur sépia très clair, pâle. Rien au-dessus de l'ombilic.
337	20 ans.	Brune.	Mal réglée. Aménorrhée.	A terme.	3 mois ½.	Seins très bruns.	Ne nourrit pas.	Retour de couches la 8ᵉ semaine. Non réglée.	Ligne ombilico-pubienne sépia foncé, qui se continue pâle et fine jusqu'à 3 doigts sous l'appendice xiphoïde.
338	20 ans.	Brune.	Bien réglée.	A terme.	4 mois.	Seins très noirs.	Allaite.	Retour de couches la 7ᵉ semaine. Réglée 1 fois.	Ligne ombilico-pubienne brun sépia, se prolongeant jusqu'à 3 doigts sous l'appendice xiphoïde.
339	22 ans.	Brune.	Bien réglée.	A terme.	4 mois.	Seins assez colorés.	Allaite.	Retour de couches la 6ᵉ semaine.	Ligne ombilico-pubienne jaune sale, se prolongeant au-dessus de l'ombilic par une ligne très pâle et très fine jusqu'à 4 doigts au-dessous de l'appendice xyphoïde.
340	25 ans.	Châtain.	Bien réglée.	A terme.	4 mois.	Seins assez foncés.	Ne nourrit pas.	Réglée 2 fois.	Ligne ombilico-pubienne sépia clair, très pâle. Rien au-dessus de l'ombilic.
341	20 ans.	Blonde.	Bien réglée.	A terme.	4 mois.	Seins non pigmentés.	Allaite.	Réglée 1 fois.	Ligne ombilico-pubienne jaunâtre, se prolongeant par un trait de même teinte à 3 centim. au-dessus de l'ombilic.
342	17 ans.	Brune.	Bien réglée.	A terme.	4 mois.	Seins foncés.	Allaite.	Réglée 1 fois.	Ligne ombilico-pubienne sépia, se prolongeant par un trait pâle, jusqu'à un doigt sous l'appendice xiphoïde.
343	26 ans.	Blonde.	Bien réglé.	A 8 mois.	4 mois.	Seins non colorés.	Ne nourrit pas.	Réglée 2 fois.	On voit une trace de ligne imperceptible entre le pubis et l'ombilic.
344	23 ans.	Brune.	Bien réglé.	A terme.	5 mois.	Seins bruns.	Ne nourrit pas.	Réglée 6 semaines après l'expulsion du fœtus.	Ligne ombilico-pubienne sépia très clair. Rien au-dessus de l'ombilic.
345	21 ans.	Brune.	Bien réglée.	A terme.	5 mois.	Seins assez foncés.	Allaite.	Réglée.	Ligne ombilico-pubienne jaunâtre, très pâle. Rien au-dessus de l'ombilic.
346	20 ans.	Brune.	Bien réglée.	A terme.	5 mois.	Seins peu pigmentés.	Ne nourrit pas.	Bien réglée.	Ligne ombilico-pubienne sépia; au-dessus de l'ombilic, on voit un filet mince, irrégulièrement marqué, montant jusqu'à 3 doigts sous l'appendice xiphoïde. Rien de particulier aux organes génitaux. Suites de couches normales.
347	19 ans.	Châtain.	Bien réglée.	A terme.	5 mois.	Seins peu colorés.	Allaite.	Réglée.	Ligne ombilico-pubienne jaunâtre, très pâle.
348	23 ans.	Brune.	Bien réglée.	A terme.	6 mois.	Seins foncés.	Ne nourrit pas.	Bien réglée.	Néant.

TABLEAU V.

N°s	AGE	TEINT	RÈGLES avant la gestation	AGE de la grossesse	TEMPS ÉCOULÉ depuis l'expulsion du fœtus	PIGMENTATION MAMMAIRE	ALLAITEMENT	MENSTRUATION	LIGNE BRUNE
349	26 ans.	Blonde.	Mal réglée.	A terme.	6 mois.	Seins peu colorés.	Allaite.	Non réglée.	Ligne ombilico-pubienne couleur sépia; aréole ombilicale surmontée d'un trait fin imperceptible, de 2 centim. de long.
350	18 ans.	Brune.	Bien réglée.	A terme.	5 mois.	Seins noirs.	Allaite.	Réglée.	Trace de ligne ombilico-pubienne à peine visible près de l'ombilic. La ligne est effacée près du pubis.
351	25 ans.	Brune.	Bien réglée.	A terme.	7 mois.	Seins bruns.	Ne nourrit pas.	Bien réglée.	Néant.
352	21 ans.	Châtain.	Bien réglée.	A terme.	1 an.	Seins foncés.	Allaite.	Réglée.	Ligne ombilico-pubienne à peine visible.
353	41 ans.	Brune.	Bien réglée.	A terme.	14 mois.	Seins très bruns.	N'a pas nourri.	Bien qu'elle n'allaite pas, elle n'a plus eu ses règles.	Ligne ombilico-pubienne et ligne montant au-dessus de l'ombilic jusqu'à 2 doigts sous l'appendice xiphoïde. (15 jours après son accouchement, cette femme a eu une double flegmatia alba dolens).
354	23 ans.	Blonde.	Bien réglée.	A terme.	18 mois.	Seins assez foncés.	Allaite encore.	Réglée depuis le 10e mois seulement.	Ligne ombilico-pubienne sépia clair, pâle près du pubis.
355	22 ans.	Brune.	Bien réglée.	A terme.	3 ans.	Seins pigmentés.	A allaité 14 mois.	Bien réglée.	Trace de ligne omb.-pub. jaunâtre, très pâle, peu marquée.
356	29 ans.	Brune.	Mal réglée.	A terme.	5 ans.	Seins noirs.	A allaité 18 mois.	Mal réglée, douleurs abdominales.	Ligne ombilico-pubienne jaunâtre, de 7 millim. de large.
357	28 ans.	Brune.	Bien réglée.	A terme.	8 ans.	Seins peu foncés.	A allaité 18 mois.	Toujours mal réglée depuis l'accouc. Souvent aménorrhée.	Ligne ombilico-pubienne. Pas d'aréole ombilicale, mais au-dessus de l'ombilic, on voit une trace imperceptible de ligne qui se perd à 4 doigts sous l'appendice xiphoïde.
358	53 ans.	Brune.	Bien réglée.	A terme.	22 ans.	Seins grisâtres.	A nourri 16 mois.	Souvent mal réglée; ménopause à 48 ans.	Trace de ligne ombilico-pubienne jaunâtre; peau abdominale recouverte d'un hâle.
359	60 ans.	Brune.	Bien réglée.	A terme.	39 ans.	Seins très pigmentés.	A allaité 20 mois.	Bien réglée, puis ménopause à 50 ans.	Trace de ligne ombilico-pubienne jaunâtre, pâle et atone, très nette, de 5 millim. de large.
360	57 ans.	Brune.	Bien réglée.	A terme.	40 ans.	Seins assez foncés.	A allaité 17 mois.	Bien réglée et ménopause à 49 ans.	Trace de ligne ombilico-pubienne, jaunâtre et atone.
361	50 ans.	Brune.	Bien réglée.	A terme.	42 ans.	Seins bruns.	A allaité 14 mois.	Mal réglée et ménopause à 48 ans.	Trace de ligne ombilico-pubienne jaunâtre peu marquée.

TABLEAU VI. — **Multipares non enceintes.**

Nᵒˢ	AGE	TEINT	RÈGLES avant la 1ʳᵉ grossesse	PARITÉ	ACCOUCHEMENTS ANTÉRIEURS	TEMPS ÉCOULÉ depuis l'expulsion du fœtus	ALLAITEMENT du dernier enfant	MENSTRUATION	LIGNE BRUNE
362	a 28 ns.	Brune.	Bien réglée.	III	Tous à terme ; a nourri les 2 premiers 18 mois.	2 jours.	Allaite.	Néant.	Ligne omb.-pub. très foncée vers le pubis et vers l'ombilic, à gauche duquel elle passe, pour se continuer en un trait qui disparaît et s'effile à 3 doigts de l'appendice xiphoïde.
363	40 ans.	Brune.	Bien réglée.	VIII	Tous à terme ; a nourri ses enfants, sauf le 3ᵉ.	2 jours.	Allaite.	Id.	Ligne omb.-pub. très brune, contournant l'ombilic et se prolongeant en un trait fin et pâle vers l'app. xiphoïde.
364	24 ans.	Châtain.	Bien réglée.	II	Tous deux à terme. A nourri le 1ᵉʳ 8 mois.	3 jours.	Allaite.	Id.	Ligne omb.-pub. brun sépia, très large, environnant l'ombilic et se prolongeant jusqu'à l'appendice xiphoïde. La ligne est plus foncée qu'avant l'accouchement.
365	31 ans.	Châtain.	Bien réglée.	VI	2 avort. à 3 et 4 mois ; le 3ᵉ à terme, mort et macéré ; les 3 autres à terme et allaités par elle.	4 jours.	Allaite.	Id.	Ligne xiphoïde-pub. couleur chocolat clair, pâle près du pubis. Vue par nous 8 jours avant son accouchement. La ligne était moins brune.
366	30 ans.	Brune.	Bien réglée.	VII	Tous à terme et nourris par la mère.	5 jours.	Allaite.	Id.	Ligne omb.-pub. sépia clair, contournant l'ombilic et se prolongeant pâle et fine, jusqu'à 3 doigts sous l'app. xiphoïde.
367	30 ans.	Châtain.	Mal réglée, douleurs.	III	1ᵉʳ à 8 mois ; 2ᵉ à 5 mois ; 3ᵉ à 7 mois, mort.	6 jours.	Ne nourrit pas.	Id.	Ligne omb.-pub. sépia clair et pâle, de 4 millim. de large ; rien au-dessus de l'ombilic.
368	32 ans.	Brune.	Bien réglée.	III	Tous à terme ; allaités par la mère.	7 jours.	Allaite.	Id.	Ligne xiphoïde-pub. brun sépia, beaucoup plus accentuée que l'avant-veille de l'accouchement.
369	34 ans.	Châtain.	Bien réglée.	II	Tous à terme et nourris par la mère.	8 jours.	Allaite.	Id.	Ligne sous-omb. très brune. Ligne sus-omb. très pâle, très fine. Pas d'aréole ombilicale.
370	24 ans.	Châtain.	Bien réglée.	III	Les 3 à terme ; allaités par la mère.	9 jours.	Allaite.	Id.	Ligne omb.-pub. très brune, couleur marron, à concavité droite. Ligne sus-omb. en forme d'S. Aréole omb. régulière.
371	38 ans.	Châtain.	Souvent aménorrhée.	III	Les 3 à terme ; n'a jamais nourri ses enfants.	1 mois.	Ne nourrit pas.	Id.	Ligne omb.-pub. sépia pâle, près du pubis : au-dessus de l'ombilic, on voit un filet mince et pâle qui monte jusqu'à un travers de main de l'appendice xiphoïde.
372	40 ans.	Blonde.	Bien réglée.	XI	Tous à terme ; a nourri les 3 premiers et le 7ᵉ.	1 mois.	Ne nourrit pas.	Id.	Néant.
373	25 ans.	Châtain.	Bien réglée.	II	Les 2 à terme ; a nourri le 1ᵉʳ 14 mois.	1 mois.	Allaite.	Retour de couches 6 semaines après l'acc.	Ligne xiphoïde-pub. pâle près du pubis, la partie sus-ombilicale est très pâle, mais très nette.
374	28 ans.	Brune.	Bien réglée.	III	Le 1ᵉʳ à 6 mois, les 2 derniers à terme, nourris par la mère.	2 mois.	Allaite.	Retour de couches la 6ᵉ semaine.	Ligne omb.-pub. sépia clair, contournant l'ombilic et se prolongeant jusqu'à 2 doigts sous l'appendice xiphoïde.
375	28 ans.	Brune.	Bien réglée.	IV	Tous à terme, les 3 prem. nourris par la mère.	2 mois.	Ne nourrit pas.	Néant.	Ligne omb.-pub. marron clair, très pâle vers le pubis. Rien au-dessus de l'ombilic.
376	28 ans.	Brune.	Bien réglée.	II	Les 2 à terme, allaités par la mère.	3 mois.	Allaite.	Retour de couches la 7ᵉ semaine.	Ligne xiphoïde-pub. sépia très foncé ; la partie sus-ombilicale est très fine et très pâle.
377	28 ans.	Blonde.	Bien réglée.	VIII	Tous à terme et nourris par la mère.	3 mois.	Allaite.	Retour de couches la 6ᵉ semaine.	Ligne omb.-pub. jaunâtre peu accentuée ; rien au-dessus de l'ombilic.
378	25 ans.	Brune	Bien réglée.	I	Les 2 à terme ; a nourri le 1ᵉʳ 14 mois.	3 mois.	Ne nourrit pas.	Retour de couches la 9ᵉ semaine après l'expulsion du fœtus.	Ligne ombilico-pubienne foncée, contournant régulièrement l'ombilic et se prolongeant en un trait fin, jusqu'à 4 doigts sous l'appendice xiphoïde.
379	27 ans.	Châtain.	Bien réglée.	IV	Tous à terme ; a nourri les 3 premiers 1 an.	4 mois.	Ne nourrit pas.	Non réglée.	Ligne ombilico-pubienne dépassant l'ombilic d'un travers de main. La partie sus-ombilicale est très pâle et très fine.
380	32 ans.	Brune.	Bien réglée.	III	Tous à terme ; n'a jamais allaité.	4 mois.	Ne nourrit pas.	Réglée 1 fois.	Ligne ombilico-pubienne jaunâtre, pâle près du pubis. Rien au-dessous de l'ombilic.

TABLEAU VI.

N°s	AGE	TEINT	RÈGLES avant la 1re grossesse	PARITÉ	ACCOUCHEMENTS ANTÉRIEURS	TEMPS ÉCOULÉ depuis l'expulsion du fœtus	ALLAITEMENT du dernier enfant	MENSTRUATION	LIGNE BRUNE
381	20 ans.	Brune.	Bien réglée.	II	Les 2 à terme et nourris par la mère, le dernier pendant 17 mois.	4 mois.	Allaite.	Non réglée.	Ligne ombilico-pubienne sépia, contournant l'ombilic et se prolongeant pâle et peu vigoureuse jusqu'à 5 doigts au-dessous de l'appendice xiphoïde.
382	35 ans.	Châtain.	Bien réglée.	III	1er à 3 mois, les 2 autres à terme, le dernier nourri 20 mois par la mère.	4 mois.	Ne nourrit pas.	Réglée 1 fois.	Ligne ombilico-pubienne couleur sépia clair; au-dessus de l'ombilic, on voit un trait fin, très pâle.
383	45 ans.	Châtain clair.	Réglée tous les 20 jours.	VII	Tous à terme : n'en a nourri aucun.	4 mois.	Ne nourrit pas.	Réglée 3 fois.	Ligne ombilico-pubienne sépia ; rien au-dessus de l'ombilic.
384	21 ans.	Brune.	Bien réglée.	II	Les 2 à terme, le dernier nourri par la mère pendant 18 mois.	4 mois.	Allaite.	Réglée 1 fois.	Ligne xiphoïde-pubienne : la partie sus-ombilicale est grisâtre, très pâle et très fine. Elle s'effile et disparaît à 1 doigt au-dessus de l'aréole ombilicale.
385	21 ans.	Brune.	Bien réglée.	IV	1er à 8 mois, le 2e à 2 mois ; les 2 autres à terme, nour. par la mère.	5 mois.	Allaite.	Retour de couches la 7e semaine.	Ligne ombilico-pubienne très foncée, contournant l'ombilic et se continuant jusqu'à 2 doigts sous l'appendice xiphoïde.
386	29 ans.	Châtain clair.	Bien réglée.		Les 2 à terme ; n'en a nourri aucun.	5 mois.	Ne nourrit pas.	Réglée 2 fois.	Ligne ombilico-pubienne très pâle; rien au-dessus de l'ombilic.
387	29 ans.	Brune.	Bien réglée.	IV	Les 3 premiers à 3, 4 et 7 mois ; le dernier à terme, vivant.	5 mois.	Ne nourrit pas.	Réglée le 3e mois.	Ligne ombilico-pubienne très pâle; rien au-dessus de l'ombilic.
388	38 ans.	Châtain.	Bien réglée.	II	Les 2 à terme ; le premier nourri par la mère 13 m.	6 mois.	Allaite.	Non réglée.	Ligne ombilico-pubienne sépia, contournant l'ombilic et se prolongeant sur une longueur de 5 centim. par un filet pâle.
389	46 ans.	mi-vde.	Bien réglée.	III	Les 3 à terme ; les 2 premiers nourris 16 mois.	6 mois.	Allaite.	Retour de couches la 7e semaine.	Ligne ombilico-pubienne roussâtre, pâle, près du pubis ; au-dessus de l'ombilic, on voit une trace jaunâtre, très fine, sur une longueur d'un travers de main.
390	30 ans.	Brune.	Bien réglée.	II	Les 2 à terme ; le premier nourri 18 mois.	6 mois.	Ne nourrit pas.	Réglée le 3e mois.	Ligne ombilico-pubienne peu vigoureuse, très pâle. Rien au dessus de l'ombilic.
391	35 ans.	Blonde.	Alternatives d'aménorrhée et de dysménorrhée.	III	Les 3 à terme ; les 2 premiers allaités un an chacun.	7 mois.	Allaite.	Retour de couches la 5e semaine.	Ligne ombilico-pubienne sépia très clair, aréole ombilicale très régulière au-dessus de laquelle on voit un trait mince et peu marqué à l'état de vestige.
392	24 ans.	Brune.	Bien réglée.	II	1er à terme, nourri 17 mois ; le 2e à 8 mois.	8 mois.	N'allaite pas.	Bien réglée.	Ligne ombilico-pubienne grisâtre, très pâle; rien au-dessus de l'ombilic.
393	33 ans.	Brune.	Bien réglée.	IV	Tous à terme, nourris par la mère.	8 mois.	Allaite.	Retour de couches la 6e semaine.	Ligne ombilico-pubienne sépia, contournant l'ombilic et se prolongeant jusqu'à 3 doigts sous l'appendice xiphoïde, en un filet mince et peu vigoureux.
394	24 ans.	Brune.	Bien réglée.	VII	Le 2e à 4 mois, les autres à terme et nourris par la mère.	8 mois.	Allaite.	Retour de couches la 6e semaine.	Ligne ombilico-pubienne se prolongeant au-dessus de l'ombilic par un trait fin et très pâle, jusqu'à un travers de doigt sous l'appendice xiphoïde.
395	21 ans.	Brune.	Bien réglée.	II	Le premier à terme et nourri par la mère.	9 mois.	Allaite.	Retour de couches la 6e semaine.	Ligne ombilico-pubienne sépia, contournant l'ombilic et se prolongeant par un trait fin et peu marqué, jusqu'à 4 doigts sous l'ombilic.
396	21 ans.	Brune.	Bien réglée.	II	Le premier à terme, nourri par la mère.	10 mois.	Ne nourrit pas.	Bien réglée.	Ligne ombilico-pubienne jaunâtre, très pâle ; rien au-dessus de l'ombilic.
397	26 ans.	Châtain.	Bien réglée.	III	Les 3 à terme, n'en a nourri aucun.	10 mois.	Ne nourrit pas.	Bien réglée.	Néant.
398	23 ans.	Brune.	Bien réglée.	II	1er à 8 mois, nourri 16 mois, le 2e à terme.	1 an.	Allaite.	Retour de couches la 6e semaine.	Ligne ombilico-pubienne sépia très clair. On voit, au-dessus de l'ombilic, une légère trace de ligne sus-ombilicale.
399	35 ans.	Brune.	Bien réglée.	V	Tous à terme, nourris par la mère.	1 an.	Allaite.	Retour de couches la 8e semaine.	Ligne ombilico-pubienne couleur sépia pâle ; rien au-dessus de l'ombilic.

Tableau VI.

Nos	Âge	Teint	Règles avant la 1re grossesse	Parité	Accouchements antérieurs	Temps écoulé depuis l'expulsion du fœtus	Allaitement du dernier enfant	Menstruation	Ligne brune
400	29 ans.	Châtain.	Tous les 15 jours ; douleurs.	IV	Le 1er à 5 mois, le 2e à 8 mois ; les autres à terme, nourris par la mère.	1 an ½.	Allaite encore.	Retour de couches la 6e semaine.	Ligne ombilico-pubienne jaunâtre, peu vigoureuse ; rien au-dessus de l'ombilic.
401	27 ans.	Blonde.	Bien réglée.	II	Les deux à terme, le 1er nourri 15 mois.	2 ans.	A nourri 18 mois.	Bien réglée à partir du 6e mois.	Néant.
402	42 ans.	Brune.	Bien réglée.	II	1er à terme il y a 7 ans, allaité par la mère ; le 2e à 3 mois.	2 ans.	Néant.	Bien réglée.	Ligne ombilico-pubienne à l'état de trace jaunâtre. Au-dessus de l'ombilic, on voit aussi une trace de ligne, fine et pâle.
403	43 ans.	Brune.	Bien réglée.	IV	Tous à terme et nourris par la mère.	4 ans.	A allaité 18 mois.	Bien réglée après le sevrage.	Ligne ombilico-pubienne jaunâtre et pâle ; rien au-dessus de l'ombilic.
404	20 ans.	Châtain.	Bien réglée.	II	Les 2 à terme, le 1er nourri 1 an.	7 ans.	A allaité 8 mois.	Bien réglée.	Ligne ombilico-pubienne jaunâtre, très pâle.
405	35 ans.	Brune.	Bien réglée.	III	1er à terme, le 2e à 1 mois, le 3e à 4 mois.	10 ans depuis le 1er accouch'.	N'a pas allaité le 1er enfant.	Bien réglée.	Néant.
406	45 ans.	Brune.	Aménorrhée et dysménorrhée.	VIII	Tous à terme et nourris par la mère.	14 ans.	A nourri le dernier 1 an.	Toujours mal réglée.	Ligne ombilico-pubienne très large, jaunâtre, à bords diffus.
407	43 ans.	Brune.	Bien réglée.	V	Tous à terme et nourris par la mère.	17 ans.	A allaité 16 mois.	N'est plus réglée depuis 3 mois.	Ligne ombilico-pubienne jaunâtre. Au-dessus de l'ombilic, il existe une trace fine, assez visible, de ligne sus-ombilicale.
408	39 ans.	Brune.	Bien réglée.	III	Tous à terme et nourris par la mère.	20 ans.	A allaité 9 mois.	Ménopause il y a 3 ans.	Trace de ligne ombilico-pubienne jaunâtre, à bords nets.
409	60 ans.	Autrefois brune.	Bien réglée.	VI	Tous à terme et nourris par la mère.	28 ans.	A nourri 17 mois.	Ménopause à 49 ans.	Trace de ligne ombilico-pubienne jaunâtre, à bords assez nets.
410	58 ans.	Brune.	Bien réglée.	II	Les 2 à terme, nourris par la mère.	27 ans.	A nourri 20 mois.	Ménopause à 51 ans.	Néant.
411	67 ans.	Brune.	Bien réglée.	III	Le 1er à 5 mois, les 2 autres à terme.	30 ans.	A nourri 1 an.	Ménopause il y a 8 ans.	Trace de ligne ombilico-pubienne, pâle près du pubis, jaunâtre.

TABLEAU VII. — **Femmes ayant des tumeurs.**

N°	AGE	TEINT	PARITÉ	TUMEUR	RÈGLES	LIGNE BRUNE	OBSERVATIONS
412	45 ans.	Châtain.	Nullipare.	Fibrome utérin, le fond de l'utérus atteint l'ombilic.	Hémorrhagies fréquentes.	Néant.	
413	38 ans.	Brune.	1 enfant à terme, qu'elle n'a pas nourri.	Utérus fibromateux.	Depuis 2 ans perd un peu de sang tous les jours.	Id.	
414	34 ans.	Châtain.	1 avort. à 3 mois il y a 7 mois.	Fibrome utérin.	Mal réglée autrefois, perd du sang tous les jours.	Ligne ombilico-pubienne jaunâtre, très pâle et peu marquée.	
415	53 ans.	Brune.	Nullipare.	Kyste de l'ovaire diagnostiqué depuis 4 mois.	Ménopause, il y a 8 ans.	Néant.	
416	42 ans.	Brune.	1 enfant à terme qui a 11 ans et qu'elle n'a pas nourri.	Hystérectomie vaginale il y a 1 mois pour tumeur fibreuse.	Bien réglée autrefois.	Id.	
417	24 ans.	Châtain.	1 accouch. prémat. à 7 mois, il y a 5 ans.	Mal de Pott, abcès par congestion dans la fosse iliaque dr. 3 fois ponctionné ; actuel¹ douleur à la pression dans la région de l'abcès.	Il y a 1 an, était prise de vomissem. quand elle avait ses règles. Ses règles, actuellement, sont très rapprochées les unes des autres et réveillent une douleur dans la fosse iliaque droite.	Ligne ombilico-pubienne, sépia clair nette, de 4 millim. de large et très régulière.	Poumons sains.
418	29 ans.	Brune.	Nullipare.	Kyste de l'ovaire.	Bien réglé.	Néant.	
419	26 ans.	Châtain.	Enceinte de 3 mois.	Kyste de l'ovaire.	Néant.	Ligne ombilico-pubienne contournant l'ombilic et se continuant par un trait sépia, jusqu'à 2 centim. au-dessus.	Cette ligne pâle ne diffère pas de celle d'une femme enceinte n'ayant pas de tumeur.
420	39 ans.	Brune.	Enceinte de 6 mois.	Utérus fibromateux.	Id.	Ligne ombilico-pubienne sépia, contournant l'ombilic et se continuant par un filet mince, qui se perd à 4 doigts au-dessus de l'ombilic.	Id.
421	37 ans.	Brune.	Enceinte, à terme.	Utérus fibromateux.	Id.	Ligne brune analogue à celle d'une femme enceinte de 9 mois.	
422	33 ans.	Châtain.	Nullipare.	Kyste de l'ovaire.	Toujours mal réglée, retard de 3 mois, quelquefois davantage.	Ligne ombilico-pubienne jaunâtre large, très vague et très pâle.	
423	30 ans.	Brune.	1 avort. et un accouch. à terme, il y a 20 ans.	Fibrome utérin.	Pertes journalières depuis plusieurs mois. Bien réglée auparavant.	Néant.	
424	37 ans.	Brune.	1 accouch. à terme il y a 18 ans, elle a nourri 10 mois.	A eu un fibrome utérin.	Avait des hémorrhagies fréquentes ; autrefois bien réglée.	Trace jaunâtre très pâle, atone, probablement de la ligne qu'elle avait autrefois, quand elle était enceinte.	Cette femme a été opérée de son fibrome ; on lui a fait une hystérectomie vaginale il y a 1 mois.
425	31 ans.	Brune.	Nullipare.	Kyste de l'ovaire.	Bien réglée.	Néant.	
426	24 ans.	Brune.	Nullipare.	Kyste suppuré de l'ovaire.	Bien réglée.	Id.	
427	47 ans.	Brune.	1 enfant à terme, qui a 27 ans et qu'elle n'a pas nourri.	Fibrome utérin.	Toujours bien réglée, mais perd du sang presque tous les jours, depuis plusieurs mois.	Id.	
428	33 ans.	Blonde.	1 enfant à terme il y a 9 ans, qu'elle n'a pas allaité.	Fibrome utérin.	Pertes abondantes.	Id.	
429	35 ans.	Brune.	3 enfants qu'elle n'a pas nourris.	Utérus fibromateux.	Perd souvent du sang en dehors de ses règles.	Id.	
430	26 ans.	Brune.	Nullipare.	Fibrome utérin, le fond de l'utérus est à l'ombilic.	Hémorrhagies fréquentes.	Id.	
431	30 ans.	Blonde.	3 enfants : le dernier, il y a 3 ans, à terme ; elle l'a allaité.	Utérus fibromateux et salpingo-ovarite.	Perd du sang en dehors de ses règles ; depuis 2 mois.	Trace à peine visible et atone de ligne ombilico-pubienne.	

Tableau VIII.— **Hommes.**

Nos	AGE	TEINT	MALADIE	LIGNE BRUNE	OBSERVATIONS
432	3 mois.	Châtain.	Diarrhée verte depuis quelque temps ; coliques.	Ligne sous-ombilicale extrêmement fine, comme tracée avec la pointe d'un crayon dermographique très fin, extrêmement pâle.	Cet enfant a été revu un mois ½ après ; il était guéri et sa ligne sous ombilicale avait disparu.
433	2 ans.	Châtain.	Varicelle.	Ligne ombilico-pubienne à l'état d'ébauche, irrégulièrement visible, jaunâtre, extrêmement pâle.	
434	4 ans.	Châtain clair.	Convalescence de pneumonie ; diarrhée depuis quelque temps.	Ligne sous-ombilicale imperceptible.	
435	6 ans.	Brun.	Brightique; ascite peu abondante ; diarrhée.	Ligne ombilico-pubienne jaunâtre, très pâle et très fine, de 1 millim. de largeur.	
436	7 ans.	Châtain.	Tumeur blanche du genou. Bacillose pulmonaire.	Ligne ombilico-pubienne couleur sépia, très accentuée, de 2 millim. de largeur environ.	
437	7 ans.	Brun.	Chorée.	Ligne ombilico-pubienne jaunâtre, très pâle, à peine marquée.	
438	7 ans ½.	Châtain.	Néphrite chronique.	Ligne ombilico-pubienne imperceptible, visible par places seulement.	
439	8 ans.	Châtain.	Chorée.	Ligne ombilico-pubienne jaunâtre, diaphane, très fine, de 1 millim. de large.	
440	10 ans.	Châtain.	Tuberculose pulmonaire, diarrhée.	Ligne ombilico-pubienne jaune roussâtre, très fine, de 1 millim. de large.	
441	10 ans.	Châtain.	Eczéma.	Ligne ombilico-pubienne à peine visible, très fine.	
442	10 ans.	Châtain clair.	Fièvre typhoïde.	Ligne ombilico-pubienne jaune grisâtre, très marquée, de 2 millim. de large, très régulière.	
443	10 ans ½	Châtain.	Méningite tuberculeuse.	Ligne ombilico-pubienne jaunâtre, très pâle, de 2 millim. de large. L'ombilic est entouré d'une aréole pigmentaire de même couleur que la ligne.	
444	10 ans.	Blond.	Coxalgie.	Ligne ombilico-pubienne jaunâtre, imperceptible, très fine.	
445	10 ans.	Brun.	Ostéomyélite du fémur.	Ligne sous-ombilicale à peine visible, jaunâtre de 1 millim. ½ de large, très nette.	

Tableau VIII.

N^{os}	AGE	TEINT	MALADIE	LIGNE BRUNE	OBSERVATIONS
446	11 ans.	Brun.	Ostéomyélite du fémur.	Ligne ombilico-publenne, couleur sépia, de 3 millim. de large environ.	La peau abdominale, teintée en brun, est en pleine période de desquamation et la ligne brune se trouve effacée par endroits.
447	12 ans.	Blond.	Mal de Pott.	Ligne ombilico-publenne jaunâtre, pâle et fine.	
448	12 ans.	Châtain.	Appendicite.	Ligne ombilico-publenne grisâtre, très pâle, de 1 millim. 1/2 de large.	Constipation rebelle.
449	13 ans.	Brun.	Appendicite.	Ligne ombilico-publenne jaune très pâle, imperceptible, de 2 millim. de large.	Constipation opiniâtre.
450	14 ans.	Brun.	Ostéo-myélite du fémur. Abcès froid sous la 4° côte droite.	Ligne ombilico-pubienne sépia, très vigoureuse, de 3 millim. de large. L'ombilic est entouré d'une aréole pigmentaire et au-dessus s'élève une ligne très fine, extrêmement pâle, jusqu'à l'appendice xiphoïde.	Ce malade a de nombreuses taches de rousseur sur la face. Sa maladie date de bien des mois.
451	14 ans.	Brun.	Mal de Pott dorso-lombaire, abcès par congestion avec fistule, coxalgie droite avec fistule. Diarrhée tous les jours depuis plusieurs années.	Ligne ombilico-pubienne jaunâtre, bistrée, de 2 millim. de large. Au-dessus de l'ombilic, on voit un trait extrêmement fin se dirigeant vers l'appendice xiphoïde.	
452	15 ans.	Brun.	Coxalgie gauche.	Ligne ombilico-pubienne jaune sale, très pâle, de 1 millim. de large L'ombilic est entouré d'une aréole pigmentaire couleur brune, dont le rayon a un demi-centim. de longueur.	A eu pendant 3 ans un kyste hydatique du foie, dont il a été opéré il y a 1 an.
453	16 ans.	Brun.	Angine et néphrite aiguë, albuminurie et hématurie.	Ligne ombilico-publenne jaunâtre, très pâle, peu accentuée.	
454	16 ans.	Brun.	Angine ulcéro-membraneuse.	Ligne ombilico-pubienne couleur sépia clair, de 3 millim. de large, très marquée.	Aucun symptôme de maladie abdominale.
454	19 ans.	Brun.	Tuberculose pulmonaire et péritonite tuberculeuse.	Ligne ombilico-pubienne sépia, de 3 millim. de large, très vigoureuse. Il existe une aréole ombilicale de même teinte.	

TABLEAU VIII.

Nᵒˢ	AGE	TEINT	MALADIE	LIGNE BRUNE	OBSERVATIONS
455	24 ans.	Châtain foncé.	Bacillose pulmonaire au 2ᵉ degré.	Ligne ombilico-pubienne brunâtre, de 2 millim. de large, assez vigoureuse.	Ni constipation, ni diarrhée, mais seulement douleurs abdominales et épigastriques à la pression et au moment de la toux ; a eu quelques vomissements.
456	25 ans.	Châtain.	Début de cirrhose hypertrophique biliaire.	Ligne ombilico-pubienne grisâtre, de 2 millim. de large, très marquée.	Foie très volumineux ; pendant les 2 derniers mois, avait une diarrhée continuelle.
457	24 ans.	Blond.	Rhumatique articulaire aigu.	Ligne ombilico-pubienne jaunâtre, très pâle, de 2 millim. de large.	Toujours constipé ; endocardite.
458	64 ans.	Brun autrefois.	Pharyngite bacillaire et tuberculose du poumon, 3ᵉ degré	Ligne ombilico-pubienne grisâtre, de 3 millim. de large.	
459	53 ans.	Brun.	Bacillose pulmonaire et cirrhose hépatique.	Ligne ombilico-pubienne imperceptible, de 2 millim. de large environ.	
460	33 ans.	Brun.	Tuberculose pulmonaire.	Ligne ombilico-pubienne jaune sale, de 3 millim. de large, peu accentuée.	Subictérique. Pigment biliaire dans les urines.

BIBLIOGRAPHIE

1810. **Lécieux.** — *Considérations médico-légales sur l'infanticide.* Thèse Paris.

1821. **Capuron.** — *Méd. lég. relat. à l'art des accouchements.*

1823. **Heusinger.** — *Traité des pigments.* Eisenach.

1833. **Hohl.** — *Die geburtshülfliche Exploration.* Halle.

1837. **Montgomery.** — *An exposition of the signs and symptoms of pregnancy.*

1841. **Dubois.** — Des signes de la grossesse. *Gaz. des hôp.*

1842. **Turner.** — Sur les signes de l'accouchement. *The London and Edinburgh monthly Journal of medic. Sciences,* août.

1844. **Cormack.** — Compte rendu clinique sur la ligne brune. *The London and Edinburgh monthly Journal of med. Sciences,* février.

1844. **Montgomery.** — Sur la ligne brune abdominale et la formation d'une aréole ombilicale, comme signe de délivrance. *The Dublin Journal of med. Sciences,* avril.

1844. **Turner.** — *The London and Edinburgh monthly Journal of med. Sciences,* septembre.

1856. **Brown-Séquard.** — Phys. des capsules surrénales. *Arch. gén. de médecine.*

1859. **Lister.** — On the cutaneous pigmentary syst. of the frag. *Phil. trans.*

1864. **Pouchet.** — *Des colorations de l'épiderme.* Thèse Paris.

1867. **F. Hebra.** — On the morbid alteration of pigment called chloasma. *J. cutan. med.,* London, I.

1869. **Jeannin.** — *Des pigmentations dans la phtisie pulmonaire.* Thèse Paris.

1874. **Milne-Edwards.** — *Leçons sur la phys. et l'anat. comparée,* t. X.

1874. **Pajot.** — Des causes d'erreur dans le diagnostic de la grossesse. *Bulletin gén. de thérap.*

1874. **Pouchet.** — Note sur l'influence de l'ablation des yeux sur la coloration de certaines espèces animales. *Journal de l'anat. et de la phys.*

1875. **Bert (Paul).** — Changements de couleur du caméléon. *Comptes rendus de la Soc. de biologie.*

1876. **Pouchet.** — Influence des nerfs sur la coloration. *Journal anat. et phys.*

1876. **Cormack.** — *Clinical studies,* vol. I.

1877. **Louis Maire.** — *Séméiologie de la pigmentation.* Thèse Paris.

1877. **Cordua.** — *Ueber den Resorptionsmechanismus von Blutergussen.* Berlin.

1879. **H. Champneys.** — Pigmentation of face and other parts, expecially in women. *Saint-Bartholomew's Hospital Reports.*

1883. **Recklinghausen.** — *Handb. der all. Pathol. des Kreislaufes and der Ernährung.*

1884. **Riehl.** — Zur Kenntniss des Pigmentes in Haar. *Vierteljahrsch. f. derm. und syph.*

1884. **Demiéville.** — *Revue médicale de la Suisse romande,* n° 9.

1885. **Ehrmann.** — Untersuchung uber die Phys. der Haut-pigmentes. *Vierteljahrsch. f. derm. u. syph.*

1885. **Hahn.** — *Gazette hebdomadaire*, p. 612.

1886. **Renaut.** — Dermatoses, in *Dict. Dechambre*.

1886. **Retterer.** — Art. « Pigment », in *Dict. Dechambre*.

1886. **Pinard.** — Art. « Grossesse », in *Dict. Dechambre*.

1886. **Robin.** — Art. « Mélanose », in *Dict. Dechambre*.

1886. **Villejean.** — *Pigments et matières colorantes.* Th. d'agrég.

1886. **Ehrmann.** — Weitere unters des Verhalten der Froschlartan in galv. Stroru. *Arch. f. d. ges. Physiolog*.

1887. **Retterer.** — Sur le lieu et le mode de formation du pigment cutané chez les mammifères. *Soc. biologie*.

1887. **Pouchet.** — Transformation du sang en pigment. *Soc. biologie*.

1887. **Sacreste.** — Influence de la grossesse sur les maladies de la peau. *Bulletin médical du Nord*, Lille, XXVI.

1887. **Kölliker.** — Ueber die Entstehung des Pigmentes in den Oberhautgebilden. *Zeitsch. f. wiss. Zool*.

1888. **Karg.** — Studien uber transplantirte Haut. *Arch. f. An. und Phys*.

1889. **Schmidt.** — Ueber die Verwandschaft der hæmatogenen und autochtonen Pigmente und deren Stellung zum sogenannter Hæmosiderin. *Virch. Arch*.

1889. **Metsching.** — Histol. Studien uber Keratohyalin und Pigment. *Virch. Arch*.

1890. **Lode.** — *Beiträge zur Anat. und Phys. des Farbenwechsels der Fische. Sitz d. Wiener Akad*.

1891. **Delépine.** — On cutaneous pigment (as an antecedent of hæmoglobins). *J. Phys.*, Cambridge, XII, XXVII-XXIX.

1891. **Pouchet.** — Sur la formation du pigment mélanique. *Comptes rendus Société biologie*.

1891. **Erhmann.** — Zur physiologie der Pigmentzellen. *Centralblatt f. Physiologie*, V.

1891. **Halpern.** — Ueber das Verhalten des Pigments in der Oberhaut, des Menschen. *Arch. f. Derm. u. Syph*.

1891. **Jarisch.** — Ueber die Anat. und Entwicklung der Oberhautpigm. bei Frosche. *Archiv f. Derm. u. Syph*.

1891. **Kaposi.** — Uber Pathogenese der Pigmentirungen und Entä der Haut. *Archiv f. Derm. u. Syph*.

1891. **Kaposi.** — *Pathologie et traitement des maladies de la peau.* (Traduction Besnier et Doyon).

1891. **Caspary.** — Ueber den Ort der Bildung der Haut pigments. *Archiv f. Derm. und Syph*.

1891. **Caspary.** — *Die Pathogenese der Pigmentirungen und Entfärbungen der Haut*.

1892. **Raymond.** — Chromoblastes et maladie d'Addison. *Arch. physiologie*.

1892. **Phisalix.** — Chromatophores de la seiche. *Arch. physiologie*.

1892. **Jarisch.** — Ueber die Bildung des Pigments in der Oberhautzelle. *Archiv f. Derm. u. Syph*.

1894. **Audry.** — Le pigment cutané. Rev. générale. *Gazette hebdom. de médecine*.

1895. **Baudouin.** — Des mélanodermies. *Union médicale*, 23 nov. — *Traités d'accouchements*.

1895. **Brault.** — Pigment pathologique. *Bulletins de la Société anatomique*.

1895. **Regnault.** — Éudes sur les causes de la coloration de la peau. *Médecine moderne*, 20 octobre.

1896. **Vulpian.** — *Des mélanodermies.* Thèse Paris.
1896. **P. Carnot.** — *Recherches sur le mécanisme de la pigmentation.* Thèse Faculté des sciences.
1896. **Marotte.** — *Des pigments pathologiques.*
1897. **Jeanselme.** — Sur la signification du pigment ocre. *Bull. et mém. Soc. méd. des hôp.,* 1897.
1898. **F. Ahlfeld.** — *Lehrbuch der Geburtshilfe.* IIᵉ édition, p. 67.
1899. **Dastre et Floresco.** — *Recherches sur les matières colorantes du foie et de la bile.*
1900. **Robin et Dalché.** — *Traitement médical des maladies des femmes.*
1901. **Brouardel.** — *L'avortement.*

TABLE DES MATIÈRES

IMPRIMERIE A.-G. LEMALE, HAVRE

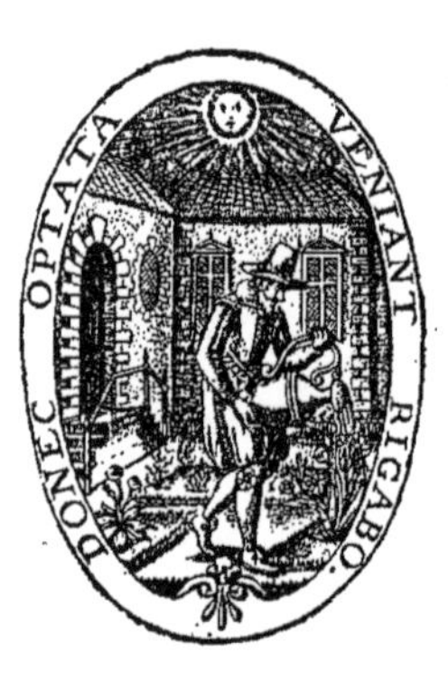

IMPRIMERIE A.-G. LEMALE. — HAVRE

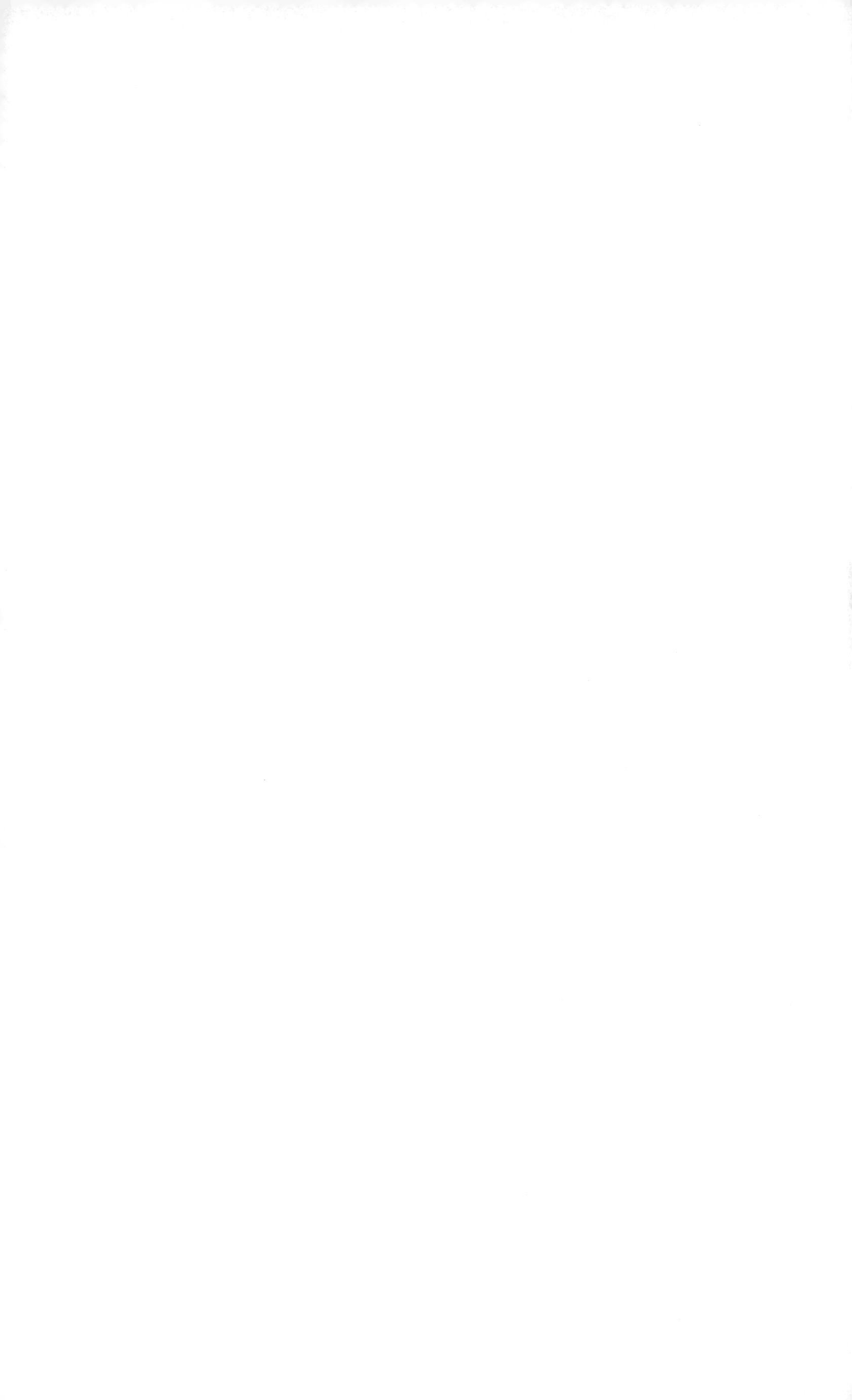

9 782019 285333